筋トレをする人が10年後、20年後になっても老けない46の理由

筑波大学大学院教授
久野譜也

毎日新聞出版

はじめに　――筋肉という〝タイムマシン〟を目覚めさせよう

「10年前の自分に対して『いまのうちに○○しておきなさい』とアドバイスを送るとします。ただし、できるアドバイスはひとつだけ。さて、あなたなら『○○』に何を入れますか？」

これは、あるテレビ番組でやっていたアンケート企画の質問です。街頭インタビューでいろいろな世代の男女に質問をした結果、どんな言葉が上位にランクインしたと思いますか？

圧倒的に多かったのは「いまのうちに貯金しておきなさい」という回答。まあ、お金がなくては生活が困窮してしまいますから、断トツ1位は順当でしょう。では、2位はなんだったのでしょうか。

じつは、「いまのうちに運動しておきなさい」という回答だったのです。「お金」の次に「運動」がランクインしたということは、「〝もっと若いうちから体を動かしておけばよかった……〟と後悔している人が多い」ということを表しているのではないでしょうか。

いずれにしても、私はこのアンケート結果にちょっとした感動を覚えました。私は筋トレ（筋力トレーニング）を中心とした「運動による健康推進プロジェクト」を全国各地で行っています。そして、もう20年以上にわたって「若いうちから筋肉を落とさないことが大切なんですよ」「いま運動をしておくことが未来の健康につながるんですよ」といったことを言い続けてきました。そうした活動がようやく一般の方々に浸透してきたような気がしてうれしかったのです。

筋肉は、わたしたちにとって「かけがえのない財産」です。

スムーズに動けるかどうかも、若々しさをキープできるかどうかも、健康長寿を実現できるかどうかも、すべてはこの「財産」をどう管理しているかによって大きく違ってきます。それこそ筋トレなどの運動習慣があるかないかで人生の明暗が分かれると言っても過言ではありません。

たとえいまは不便を感じてなくとも、何もしていなければ筋肉は年々着実に減っていきます。そして、筋肉という財産の減少は、年を重ねるとともに大きな影響をもたらすようになっていきます。

筋肉減少によっていったいどんな影響がもたらされるのか、ちょっと大まかな流れをシミュレーションしてみましょうか。

まあ、30代くらいのうちは〝少し疲れやすくなった〟と感じるくらいでたいした問題はないかもしれません。しかし、40代になると、いっそう疲れが抜けなくなり、肌がたるんできたり、太って体型が崩れてきたりするようになります。50代、60代ともなれば、体力の衰えを実感するようになり、病気や不調などのトラブルも多くなるでしょう。さらに、70代になると、みるみる衰えてちょっとしたことでよろけたり転んだりするようになってきます。その先は言わなくてもみなさんおわかりでしょう。そう、じわじわと運動機能が落ち、次第に歩くのにもひと苦労という状態になって、命が尽きるまでの長い期間を「寝たきり」「要介護」という状態で過ごさざるを得なくなっていくのです。

このように、筋肉という財産を若いうちから減らしてしまうと、ほぼ確実にこうしたコースをたどって「寝たきり」へ進んでいくことになります。こうした「他人の世話にならないと自立した生活ができない期間」は、厚生労働省の調査「厚生労働科学研究　健康寿命のページ」によると男性で平均7〜9年、女性で平均12〜16年……。筋肉を減らしてしまうと、途方に暮れるくらい長い期間を寝たきり状態で過ごすハメになるわけです。

決して他人事ではありません。

脅かすわけではありませんが、日々、筋トレやウォーキングをまったくやらないような状態で年を重ねていけば、みなさんもまず間違いなくこの「寝たきりコース」へ進んでいってしまうことになります。信じない方もいるかもしれませんが、筋肉減少とともにじわじわと衰えが進んで残念な末路へと向かっていくのは、科学的に見ても疑いの余地がありません。

きっと、〝こんな悲惨なハメになるなら、もっと運動をがんばったのに……〟〝筋肉を減らしてしまう怖さをもう少し早く知っていたら、こんなことにはならなかったのに……〟と、いまになって悔やんでいる方々もいらっしゃることでしょう。後悔をされているみなさんは、もしタイムマシンがあったなら、10年前、20年前の自分のところへ駆けつけていって「いまのうちにちゃんと筋トレをしておけ」と忠告するかもしれませんね。

残念ながら、引き出しの中からドラえもんでも現れてくれないかぎり、当分タイムマシンの発明は期待できそうにない状況です。

でも大丈夫。心配することはありません。

筋肉は老化の流れに抗う臓器。どんなに年をとってからでも、トレーニングで鍛えれば量を増やすことが可能です。つまり、これからでも十分に「財産」を増やすことができるのです。

みなさん、「筋肉という財産」を増やすと、どんな素晴らしい変化が起こるかご存じですか？　普段から運動を行って筋肉量をキープしていれば、進み始めていたもろもろの衰えを食い止めたり、衰えの進行をゆるやかにしたりできるようになっていきます。体の動き、健康、若さ、美しさ……年々衰えてきていたすべてのことが、まるで老化の流れに逆らい、時をさかのぼるかのように調子を取り戻していくことでしょう。そして、次第に「健康体を維持したまま長生きできるような身体コンディション」

が整っていくことになるのです。

つまり、「筋肉という財産」をしっかり蓄えていさえすれば、「寝たきりコース」を「健康長寿コース」へと切り替えることができるのです。日々ちゃんとトレーニングを行って筋肉をつけていけば、自分の未来の状況を大きく変えていくことができるわけですね。

「寝たきりコース」へまっしぐらだったのが一転、「健康長寿コース」へ。もし本当にタイムマシンがあって未来の自分の暮らしぶりをのぞけたなら、きっと〝筋肉をつけていたか筋肉をつけていなかったかの違いでこんなに差がつくのか〟と驚くことになるのではないでしょうか。

いや、じつは筋肉という器官そのものが「人体に備えられたタイムマシン」のような存在なのかもしれません。しっかり動かしていれば若返りもできますし、いまからちゃんと鍛えていけば未来の状況を変えることもできるのです。筋肉に働きかければ、時の流れ、老化の流れをコントロールできるようなものなのですから「タイムマシン」と呼んでも差し支えないでしょう。

ですからみなさん、ぜひ自分のなかのタイムマシンを起動してください。自分のなかの「時の流れ」を変えるつもりでトレーニングをしてみてください。

この本では、これから「筋肉の持つ力の大きさ」をさまざまな角度から述べていきます。そして、その力を効率よく引き出していくにはどのようなことをすればいいのかを紹介していきます。

「いま」のトレーニングは、確実にみなさんの「未来」へとつながっています。本書の内容を日々実践していただければ、みなさんの未来の状況は大きく変わっていくことでしょう。

これから始めてもまったく遅くはありません。筋肉は何歳からでも鍛えれば鍛えただけの変化をもたらしてくれます。

さあ、みなさん、筋肉の力を目覚めさせて、若さ、美しさ、健康を取り戻していきましょう。タイムマシンの力を十分に引き出して、衰えゆく流れを変え、自分の未来をよりよい方向へ変えていこうじゃありませんか。

久野譜也

目次

PART 2
筋肉は若さを支える！
〝劣化〟が早く進むのは筋肉を減らしてしまっているから

PART 3

筋肉は健康を支える！

最近つまずきやすくなってきたのは筋肉が減ったせい

PART 4

筋肉は美しさを支える！

いくら外側を磨いても「内側」がしっかりしていなくてはダメ

PART 5

必要な筋肉をつける！

最低限の努力で最大限の効果を引き出す「1日たった5分」の習慣

PART 6
筋肉は人生を支える！
運動には体だけじゃなく人生をも変える力がある

PART 1

筋肉は寿命を支える！

あなたはすでに「寝たきり予備軍」になってはいませんか？

1

かしこい人は若いうちから「自分の筋肉」に投資する

みなさんは自分の未来をどのように思い描いているでしょうか。10年後、20年後、30年後、どんなところでどんなことをしているのか、どんな暮らしぶりになっているのか、なんとなくイメージすることができますか？

たぶん、〝そんな先のことなんてわからないよ、なるようになってるさ〟という運まかせの方もいらっしゃると思います。反対に、〝もちろん数十年先まできっちりライフプランを立ててるよ〟という堅実派の方もいらっしゃることでしょう。みなさんはどちらのタイプでしょうか。

ただ、運まかせの方も、堅実派も、ひとつしっかり頭に刻んでおいてほしいことがあります。

それは、何も対策をとらずにいれば、先々確実に筋肉が落ちるということです。

わたしたちの筋肉量は30代以降、年1％ずつ減り続けています。

筋トレなどの運動をしなければ、10年先で10％、20年先で20％、30年先には30％の筋肉が減るのです。

みなさん、これがどういうことを意味するか、おわかりでしょうか。

10％も20％も筋肉が減れば、当然体の動きに影響が表れます。体が思うように動かなくなってきたり、つまずいたり転んだりしやすくなったり、腰やひざが痛んだりといったことが多くなってきます。また、筋肉の減少は、てきめんに体力を落とします。仕事や家事などで無理がきかなくなり、ちょっとしたことで疲れてしまい、その疲労がなかなか抜けなくなってきます。さらに、**30％、40％と筋肉量が減ってきて運動機能や体力の低下が進んでくると、寝たきりや要介護になるリスクもぐんと高まってきます。**

ではみなさん、こうしたことを計算に入れて、いま一度自分の10年後、20年後、30年後をイメージしてみてください。「10年後、10％分の筋肉が落ちて体力が低下してきた自分」「30～40年後、30～40％も筋肉が落ちて、歩くのさえままならなくなってきた自分」……。きっと、多くの人は〝うわ、自分の未来はこんなはずじゃなかったのに……〟と当惑するのではないでしょうか。

でも、それが現実なのです。ネガティブなことばかり言うようですが、筋肉を落としてしまえば衰えゆく流れに逆らえません。なんの手も打たずにいれば、誰であれ必然的にこうした方向へ行ってしまうことになります。

では、どうすればいいのか。

そう。悲惨な方向へカーブを切りたくないなら、いまのうちに筋肉の減少に歯止めをかけなくてはなりません。日々筋トレに励んで筋肉量を増やしておけば、10年先、20〜30年先の苦労はぐっと減るはず。いまトレーニングをがんばっておけば、未来に背負うはずの苦労を〝帳消し〟にできるのです。

ですから、**自分の未来を明るいものにしたいのであれば、いまのうちに筋肉をつけておくことが必須。**数十年後に〝こんなはずじゃなかった〟と後悔したくないならば、はるか先の現実を見据えつつ、いましっかり鍛えてがんばっておくという姿勢が大切になるのです。

将来の苦労を少しでも減らしたいという気持ちは誰もが抱いています。先々どうなるかはみんな不安。〝将来、事故や災害に遭ったり病気になったりしたらどうしよう〟という不安があるから、生命保険や損害保険に入るわけですし、〝将来、お金で苦労したくない〟という思いがあるから、誰しも貯蓄をしたり運用をして増やそうとするわけです。

私は「筋肉」もこれと同じだと思います。

だって、何もせずにいれば年々減っていく一方で、減れば減るほど先々苦労することがわかりきっているのです。

まさに、お金と同じですね。

もっとも、お金は銀行に預けて使わずにいれば減りはしません。筋肉の場合は運動せずにいればどんどん減り続けていくわけですから、お金よりも気をつけて減らさないようにしなくてはならないことになります。

では、みなさんは筋肉の減少に備えて何らかの対策を施しているでしょうか。きっと、多くの方はお金に関しては多少なりとも備えをしているはずです。老後、働けなくなったときのために、貯金をしたり、投資をしたり、株を買ったりして財テクに励んでいる方もいらっしゃることでしょう。一方、筋肉のほうはどうなのか？　みなさんに老後の備えはできているでしょうか。

つまり、この点がいちばん大きな問題なのです。

将来に備えて、いま、筋肉を増やす措置をとっているかどうか。筋肉を増やすには地道に筋トレを重ねていくしかありません。いま、トレーニングをがんばっておくかどうかで、将来に背負う苦労は天と地ほどの差がつくことになるのです。年老いてから命が尽きるまでの長い時間を「気持ちのいい天国」のような状態で過ごすか、それとも「つらくてみじめな地獄」のような状態で過ごすか、それがいまのトレーニングのがんばりにかかっているといってもいいでしょう。

私は、日々の筋トレは、自分の未来に対する〝投資〟のようなものだと思っています。しかも、この〝投資〟は自分にとって100％プラスとなります。お金の投資は損をすることもありますが、筋肉の〝投資〟は損をすることがなく、やり続ければ確実に増え、確実に自分の未来をいい方向へ導いてくれるのです。

だったらみなさん、筋肉を鍛えない手はないと思いませんか。

すでにかしこい人は、筋トレを始めています。

頭のいい人、自分の人生をちゃんと考えている人は、自分の未来の健康のために、いま何をがんばっておけばいいのかを知っています。だからこそ、自分の筋肉に〝投資〟してなるべく若いうちに増やしておこうとするのです。

お金だけじゃない。筋肉もいまのうちに増やしておけば、それだけ〝後〟がラクになるのです。さあ、みなさんも、10年先、20年先、30年先の未来を豊かにするための〝財テク〟をするようなつもりで筋トレを始めましょう。

2

ニューヨークのエリートは
なぜ筋トレを日課にしているのか

中年を過ぎたのに筋トレをしていない人は、もうそれだけで「寝たきり予備軍」のようなもの——私はそう思っています。

先にも述べたように、筋トレをしていなければ筋肉量は年々落ちる一方となり、どんどん寝たきり方向へシフトしていきます。**いまのままの生活を続けていれば確実に寝たきりに向かっていくわけですから、たとえ、30代、40代でも「寝たきり予備軍」と呼んで差し支えないでしょう。**

それにしても、先々自分が苦労するのがわかりきっているのにもかかわらず、どうして筋肉量減少を防ぐトレーニングをしないのでしょうか。

この問題について私は常々考えているのですが、いちばん大きな原因は、〝いまのままだとマズイことになるぞ〟という知識が乏しく、危機意識・問題意識が希薄な点にあるのではないかと考えています。要するに、「コトの重大性」をよくわかっていない方が多いのですね。

日本には国民皆保険制度があり、いざ病気となれば気軽に医療機関を受診することができます。それだけに自分で将来のために健康をコントロールして危機管理をしていこうという意識がいまひとつ根づかないのかもしれません。

そこへいくと、アメリカ人は徹底しています。たとえば、ニューヨークのエリートビジネスマンたちにとっては、健康面での自己管理はかなり以前から「できて当然のこと」とされています。**自分の健康さえちゃんと管理できないということは、自己コントロール能力のなさを証明するものであり、「仕事面でも能力のない人」という判断を下されてしまうのです。**

実際、エリート・ニューヨーカーのなかでは、たばこを吸っている人や太った人はほとんど見かけません。喫煙者や肥満している人は、自分の健康を大事にしていない証しであり、もうそれだけで「自己管理ができない人＝仕事ができない人」というレッテルを貼られてしまうのです。日本でもこのところ喫煙者の割合がだいぶ減ってきましたが、その背景には、アメリカのビジネスマンのこうした健康に対する風潮がかなり影響しているのではないかと思います。

ニューヨークのエリートたちは筋トレに対してとても熱心に取り組んでいるのです。ニューヨーカーにとっては、ジムで筋トレをするのは日課のようなもの。みんな、朝早く家を出て、ジムで汗を流し、シャワーを浴びてからオフィスに出勤しています。

もちろん、朝に体を動かすと気持ちがいいし、そのほうが仕事もはかどるのでしょう。また、なかには美容やダイエット目的の人もいるし、単に〝周りがみんなやってるから自分もやっておこう〟という人もいることでしょう。

ただ、きっかけはどうあれ、彼らはみんな、筋肉を鍛えることの重要性をよく知っているのです。合理的な彼らは、自分の将来にプラスになることに対する〝投資〟は惜しみません。ひとりひとりが自分の未来をよくするには筋トレが不可欠であることをわかっているのです。きっと、彼らには「筋トレをしない人」が理解できないでしょう。**〝いま筋トレをがんばれば、将来ラクになるのがわかりきっているのに、どうしてやらないんだ〟と不思議がるのではないでしょうか。**

最近は、喫煙習慣と同じように、「筋トレをやらない人＝健康への意識の低い人＝自己管理ができない人」と見られるケースが増えてきているようです。おそらく、日本でも近いうちにこうした風潮が受け入れられるようになるでしょう。

ビジネスでもそうだと思いますが、「先を見据え、いま何をすればいいかを正しく把握すること」はとても大事です。みなさんも周囲から「自己管理ができない人」と見られることのないよう、ぜひ、高い意識を持って筋肉をつけるようにしてください。

3

なぜ女性のほうが寝たきりになりやすいのか

みなさんのなかには「寝たきり」なんていわれても、いまひとつピンとこない方も多いと思います。

まあ、まだまだ先の話でしょうし、いま問題なく動けているならば、寝たきりという状況に現実味を持てないのも無理はないでしょう。しかし、だからといって**甘く見て筋肉をつけずにいると、先々大きな後悔をするハメになります。とりわけ女性のみなさんは気をつけておいたほうがいいでしょう。**

どうして〝女性〟と限定するのか？

それは、男性よりも女性のほうが「より寝たきりになりやすい」からです。その理由についてちょっと説明しておきましょう。

6ページでも紹介したように、現状の平均の寝たきり期間を男女で比べると、男性が7〜9年、女性が12〜16年となっています。女性のほうがだいぶ長いですね。

このわけは、女性のほうが長く生きるからです。2013(平成25)年簡易生命表(厚生労働省)によると日本人の平均寿命は、男性が80・21歳、女性が86・61歳。女性のほうが6歳以上寿命が長いことになります。寝たきり期間の差にはこの寿命差が反映しています。長く生きれば、それだけ寝たきりで過ごす時間も長くなってしまう可能性が高いわけですね。

しかも、女性の場合、寝たきりになる時期が男性よりも早い傾向があるのです。

これは、女性の筋肉量がもともと男性よりも少ないせいです。

あらかじめお断りしておくと、筋肉が落ち始める時期や筋肉が落ちるペースには男女差はありません。男女とも、30代くらいから年1％、10年で10％の割合で落ちていきます。グラフにすれば「落ちる傾き」は一緒。ただし、女性は筋肉の絶対量が少ないため、男性よりも低い地点から落ちていくことになるのです。

「人間は筋肉がどれくらい落ちると歩けなくなるのか」についてはまだ十分明らかにされていません。ただ、「これより量が少なくなると、歩行が困難になって寝たきりになっちゃうよ」というラインがあることは確かです。つまり、女性はもともと筋肉が少ないために、その「寝たきりライン」により早く到達してしまうのです。言わば、男性は高い滑り台から落ちていき、女性は低い滑り台から落ちていくようなもの。滑り台の傾きは一緒でも、女性のほうが早く「これ以上はもうマズイ」というラインに行き着いてしまうわけです。

要するに、長く生きるうえに、寝たきりになる時期も早い。残念ながら、女性はこうした運命を背負ってしまっているのです。

さらにもうひとつ、女性を寝たきりに追い込む大きな要因があります。

それが骨密度の問題です。女性の骨がもろくなりやすいことに関しては、みなさんよくご存じでしょう。とくに閉経以降、骨粗しょう症が進行すると、ちょっとした衝撃でも簡単に骨が折れてしまうようになります。このため、転倒して骨折したのをきっかけに寝たきりになってしまうケースが後を絶たないわけです。

そして、あまり知られていないのですが、じつはこうした**骨密度の低下には、筋肉が大きな影響を与えているのです。**

みなさんにお聞きしますが、骨を丈夫にするためにいちばん重要な要因は何だと思いますか？　カルシウムの摂取？　ビタミンD？　もちろんそれらも大事ですが、骨密度にとって何より大事なのは「力学的なストレス」がかかっていること。骨にかかる力が大きいと、それをなんとか耐え支えようとするシステムが働いて、骨がしっかりしてくるのです。

だから、肥満の人は絶えず重い力が骨にかかっているため、概ね骨が丈夫です。もっとも、骨を丈夫にするために肥満を勧めるわけにはいきません。では、どんな力学的ストレスをかければいいかというと、いちばんいいのは筋肉を動かして運動することなのです。筋肉は必ず骨に付着しています。ですから、筋肉をさかんに動かせば、さかんに骨が刺激されることになります。その刺激が力学的ストレスとなって骨を丈夫にしてくれるわけですね。

骨密度は男女とも20代をピークとして、その後はじわじわ減り続けていきます。ピークを過ぎてからは、どんなにがんばっても増えることはありません。残念ながら、骨密度は増やすことができないのです。

しかし、**筋トレなどの運動をしっかり行って筋肉を動かしていれば、骨密度の低下をゆるやかにすることはできます。**筋肉は骨と違って、鍛えれば鍛えるほど増えます。筋肉を増やして多くの刺激を骨に与えていけば、骨がもろくなるペースを遅らせることができるわけです。

すなわち、骨がもろくなりやすい女性は、それだけがんばって筋トレに励む必要があるということ。転んだ拍子に骨折して、そのままずるずるとベッドから離れられなくなって……という流れを辿りたくないならば、いまのうちにみっちり筋肉を鍛えておかなくてはならないのです。

いかがでしょう。女性のみなさん、筋肉量低下の問題に対して「女性のほうがより真剣に取り組まなくてはならない理由」がおわかりいただけましたか？

繰り返しますが、**筋肉は30代からじわじわと落ちています**。30代、40代あたりでは、まだあまり意識しないかもしれませんが、すでに問題は始まっているのです。たとえいまは支障を感じていなくとも、何の手立ても打っていなければ、年々その問題はふくらんで、やがて無視できないものになっていきます。若いうちに運動をサボって筋肉量を低下させてしまったツケが「寝たきり」という大問題となって降りかかってくるのです。

だから、とくに女性は常日頃から「先々自分に訪れるであろう危機」を見据えて筋肉をつけるようにするべき。いま筋トレをしっかりやっておけば、みなさんの老後はそれだけいきいきしたものになるでしょう。女の一生を長く輝かせることができるかどうかは、いまがんばって筋肉を増やすことにかかっているのです。

4

「無理なダイエット」は
あなたを着実に
「寝たきり」に追い込んでいく

みなさんのなかに「ダイエットしたことがない方」はいらっしゃいますか？　きっと「一度も経験がない」という人はゼロに近いのではないでしょうか。

では、もうひとつお聞きします。みなさんはダイエットをしたときに、運動を行いながら減量しましたか？　それとも、運動を行わず、厳しい食事制限をすることによって減量しましたか？

もし、後者に当てはまるなら、みなさんはすでに「寝たきり予備軍」に該当していることになります。「食事制限のみの厳しいダイエットを行ったことがある」のであれば、残念ながらもうそれだけで、〝自分は周りの人よりも寝たきりになるリスクが高い〟と思うべきでしょう。

どうして「食事制限のみのダイエット」が「寝たきり」につながるのか。

それは、筋肉がごっそり減ってしまうからです。

みなさんよくご存じのように、食事量を減らすだけのダイエットはほとんどの場合挫折します。食事を切り詰めると、脂肪だけでなく筋肉も落ちてしまいます。筋肉が減ると一緒に代謝も低下してしまいますから、だんだん体重が減らなくなります。それで、カベにぶち当たり、結局食べてリバウンドしてしまうんですね。しかも、リバウンドすると、落ちた筋肉量はそのままで脂肪だけが増えますから、代謝が低下して以前よりもいっそうやせにくい体になってしまうわけです。きっと、心当たりがある方もいらっしゃることでしょう。

そして、こうした無謀なダイエットによる筋肉量低下が、寝たきりへと向かうギアを一段と加速させることになるのです。

この筋肉量低下を決して甘く見てはいけません。わたしたちの研究では、**「食事制限だけのダイエットを3か月間続けると、5%の筋肉が落ちる」という驚きの結果が得られています。**これは、通常なら年1%の割合で落ちていく筋肉が、わずか3か月間で5倍も落ちてしまったということ。いかに「ごっそりと筋肉が減ってしまうか」がおわかりでしょう。

もし、食事を減らすだけのダイエットを何回も行っていようものなら、すでにかなりの量の筋肉が減ってしまっていると推定できます。なかには、ダイエットとリバウンドを繰り返すうちに、筋肉がすっかり細り、代わりに脂肪が増えて、両者の割合が本来あるべき姿と逆転してしまっているような方もいらっしゃいます。

また、こうした方々のなかには「サルコペニア肥満」に陥っているケースも少なくありません。サルコペニア肥満については後ほど改めて説明しますが、この状態に陥ると、筋肉減少による運動機能低下に加え、動脈硬化、心臓病、脳卒中などの内臓疾患リスクが高まって、〝命を縮める可能性〟がたいへん大きくなるのです。もちろん、「寝たきり」になるリスクもグッと高まることでしょう。

私は、食事制限に頼ったダイエットで筋肉を減らしてしまうのは、自分で自分の寿命を縮めているのと同じであり、ほとんど自殺行為のようなものだと思っています。ダイエットをするなら、絶対に筋肉を減らしてはいけません。その心得を持たずにうっかりダイエットに手を出すと、先々の人生、恐ろしい運命が待ち構えていることになるのです。

とくに女性のみなさんは、こうした「コトの重大性」をしっかりと自覚していただく必要があります。前の項目で紹介したように、ただでさえ女性は「寝たきりになりやすい」というハンデを生来的に背負ってしまっているのです。そのハンデに加えて、ダイエットの大ダメージが加わったらいったいどうなるか……。ぜひみなさん、そこのところをよく考えるようにしてください。

5

座っている時間が長いほど寿命は短くなる

「座って過ごす時間が長いほど寿命が短くなる」

「1日に6時間座っていると、1日3時間の人に比べて死のリスクが40％増える」

「毎日長時間座っていると、生活習慣病になる危険性が著しく高まる」

「テレビ、パソコンを1日4時間以上利用すると、死亡リスクが2倍になる」

――近年、世界各国の研究機関でこうした研究発表が相次いでいます。どうやら、**「長い時間座っていること」ほど健康に悪い行為はない**ようです。


みなさんはどうでしょう？ 1日のうちどれくらいの時間を座って過ごしているでしょうか。

現代ではほとんどの仕事が座ったままで済んでしまいます。ビジネス上の連絡や打ち合わせはメールで済んでしまうし、テレビ電話を使えば顔を合わせて話すこともできる。わからないことがあってもたいていのことは検索で調べられるし、必要なものがあればインターネットで注文すればいい……。きっとみなさんも、デスクワークの業務が中心であれば、トイレと食事の時間以外はほとんど座りっぱなしなのではないでしょうか。1日6時間どころか、1日10時間以上を座って過ごしている人もめずらしくないかもしれません。

でも、こうした座ってばかりの日々を送っていると、あきらかに筋力の衰えが早まるのです。デスクワークをしているときは、頭はさかんに動かしていても、体はほとんど動かしていません。キーボードを打つのに指や腕、目の筋肉は使っているかもしれませんが、他の部位の筋肉活動はほぼ停止した状態。とくに下半身の筋肉は、座っている間中まったく使われないことになります。

筋肉は使われない状態が続くとみるみる落ちてしまうもの。たとえば、お年寄りが入院してベッドから離れられない状態になると、1〜2週間でびっくりするくらい太ももが細くなることがあります。それと同じで、あまりに不活動の状態が続くと、筋肉減少が加速してしまうのです。筋肉減少が早まれば、当然、足腰が弱るのも早まるし、寝たきりになる時期も早くなることでしょう。

ですから、**座る時間は意識的に短縮したほうがいいのです。**

とはいえ、いまのパソコンを中心にした仕事形態では「座らずに仕事をしろ」と言われても無理。自分なりに工夫をして座業の短縮化を図らなくてはなりません。

そこで提案ですが、「座っている時間が長いほど負債が増える」というつもりで仕事をしてみてはどうでしょう。座りっぱなしでいれば、「筋肉という財産」はどんどん減り、どんどん寝たきりに近づいていってしまいます。**それは、未来の自分が背負うハメになる〝負債〟を増やしているようなもの。**誰だって〝負債〟で身動きとれない状態にはなりたくないですよね。だったら、できるだけ体を動かして、少しでも〝負債〟を減らしておこうという気にもなるでしょう。きっと、そういう意識を持っていれば、座る時間も減ってくるのではないでしょうか。

最近では「たとえ1日30分まとまった運動をしていても、その後ずっと不活動のまま時間を過ごすとハイリスクになる」という研究もあります。ということは、日々の運動習慣に加えて、座業で過ごすルーティン時間の活動量をなるべく引き上げていく必要があるわけです。これには、日々の小さな心がけが大切。たとえば、「20〜30分に一度は席を立つ」「1日に1〜2回は社外に出る用事をつくる」といったことを心がけておくだけでも、ルーティンの活動量はだいぶ違ってきます。

とにかく、**デスクワークは体に悪いのです。座りっぱなしの時間が長いほど、寝たきりが近づくのです。**ぜひみなさんも、日々の仕事に支障が出ない範囲で可能な限り体を動かすように心がけましょう。

6

なぜ年をとればとるほど筋トレが必要になるのか

先にも述べましたが、厚生労働省で発表された２０１３年の日本人の平均寿命は、男性が80・21歳、女性が86・61歳です。厚生労働省の予測によれば、女性の平均寿命はあと5～6年のうちに90歳台に突入すると見込まれています。

86歳から90歳ですから、もう4年、長く生きることになるわけですね。

みなさん、これがどういうことがおわかりでしょうか。**筋肉量は年１％の割合で落ちているわけですが、86歳から４年となれば４％の筋肉量が減ることになります。**いい加減弱ったところへの４％減はかなりの大打撃ですから、おそらくほとんどの人が「寝たきりライン」に到達してしまうことになるでしょう。

つまり、平均寿命が４年延びれば、寝たきり期間が4年間長くなるということ。すでに女性は12～16年間もの寝たきり期間を過ごしているのですが、これが4年延びれば、ついに20年に達する可能性大。20年間寝たきり状態で介護となれば、本人もつらいでしょうし、家族や社会が背負う負担も相当なものになるでしょう。数年ならともかく、20年です。その期間、どれだけのストレスを受け、どれだけのエネルギーを消耗し、どれだけのことをあきらめなくてはならなくなるのか。そう考えると、寝たきりの長期化でわれわれが被るダメージは計り知れません。

しかし、筋肉をつけていれば、この寝たきり期間を大幅に短縮できるのです。

いまのうちに筋肉量キープに励めば、10年、20年にも及ぶ寝たきり期間を2～3年に短縮することも可能です。差し引き7～18年もの時間が浮いて、その時間を有意義に過ごせることになります。それだけの時間があれば、チャレンジしたり達成できたりすることもたくさんあるでしょう。きっと、人それぞれ、思い思いに人生を輝かせることができるのではないでしょうか。

つまり、**いま、筋肉を鍛えておくかどうかで、人生の終盤の10～20年を寝て過ごすか、それとも元気に活動的に過ごすかが決まってくるのです。**

次ページのグラフは、加齢による筋肉量の低下傾向を示したもの。筋肉量が多い人は上の線、普通の人はまん中の線、筋肉量が少ない人は下の線を辿って低下していくことになります。先の項目で筋肉量低下を「滑り台」に例えましたが、筋肉量が多い人は高い滑り台から、筋肉量が少ない人は低い滑り台から落ちていくことになります。だから、筋肉量が少ない人ほど早く「寝たきりライン」に到達してしまうわけですね。

でも、いま筋トレをがんばっておけば、「寝たきりライン」到達を遅らせて、寝た

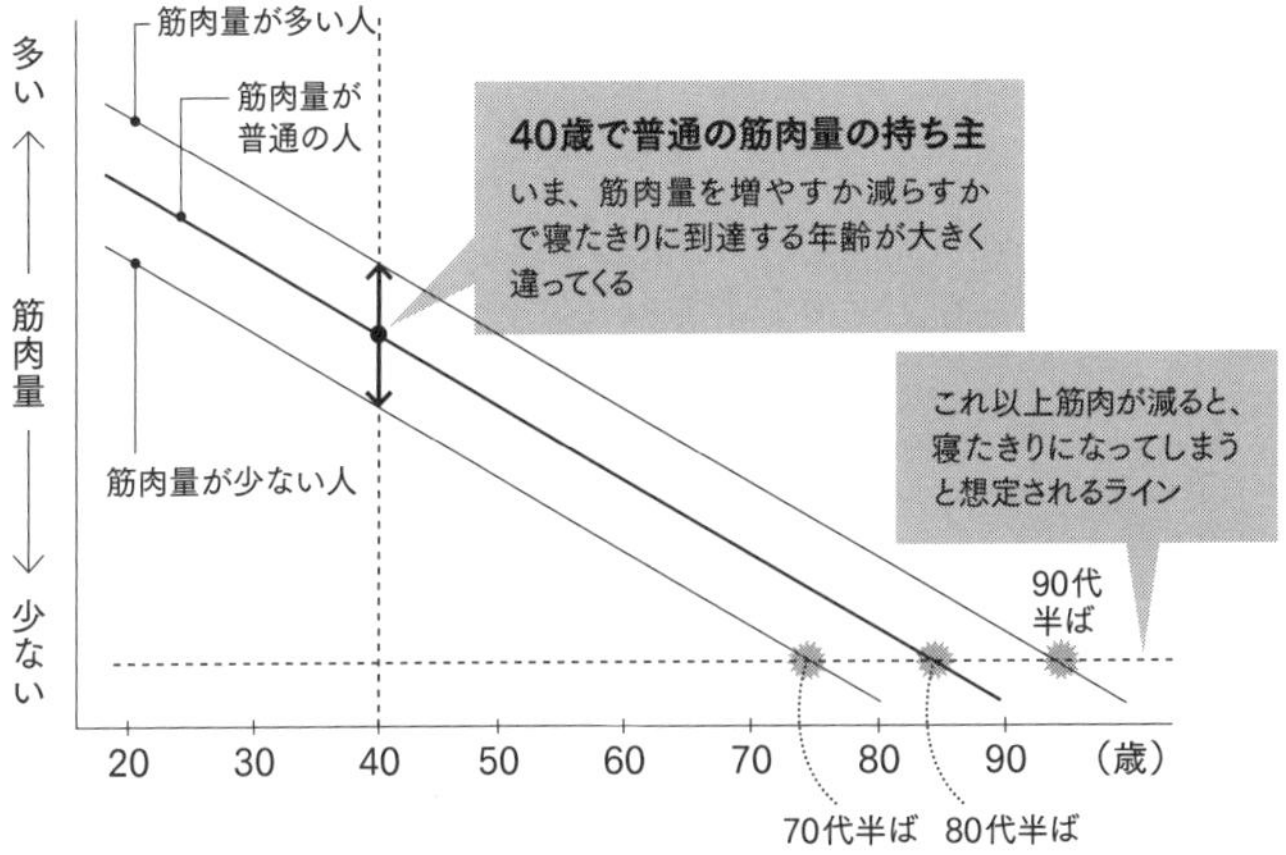

きり期間を短くできるのです。

たとえば、みなさんが現在40歳で、筋肉量普通のまん中の線を辿っているとしましょう。そのまま進んでいけば80代には「寝たきりライン」に到達してしまうことになります。しかし、いま筋トレをがんばって「筋肉量が多い上の線」に行くことができたとしましょう。そうすれば、**「寝たきりライン」に到達するのは90代となり、まん中の線のときと比べて5〜10年くらいも遅くなったことになります。**

このように、いま筋トレをがんばれば、筋肉が増えた分だけ高い滑り台から落ちることになり、長くゆっくりと滑って「元気に活動できる期間」を引き延ばしていくことができるわけです。

なお、これは、みなさんが50歳であろうと、60歳、70歳であろうと同じです。筋肉はどんなに年をとってからでも増やすことができますから、筋トレをがんばれば何歳からでも「上の滑り台」のほうへ行くことができます。そして、上へ行けば行くほど「寝たきりライン」への到達を遅らせることができると思ってください。

ただし、**年を重ねて高齢になってくると、だんだん猶予がなくなってきます。1年1年年をとるごとに「寝たきりライン」は着実に近づいてきます。**また、高齢になって代謝や体力がだいぶ落ちてからトレーニングを始めるとなると、増やせる筋肉量も少なくなります。増やせることは増やせても、少しだけしか上に行けなくなってくるのです。つまり、高齢になるにつれ、だんだん「残された時間内」で大きく挽回をはかるのが厳しい状況になってくるんですね。

ですから、寝たきりになりたくないならば、なるべく猶予の時間が残り少なくならないうちにがんばっておくほうがいいのです。30代、40代はまだたっぷり時間があると思われるでしょうが、じつはそんなに猶予はありません。甘く見ずにいまのうちに励んでおくべきでしょう。また、50代、60代はもう待ったなしと思ったほうがいい。日々残り時間が少なくなってタイムアップが近づいてくるというつもりで筋肉量を挽回してください。70代以上は、コツコツとトレーニングに励んで少しでも寝たきりになるのを先延ばしにしていきましょう。

繰り返しますが、**いま筋トレをやっておくかどうかで、人生の終盤の10〜20年を寝て過ごすか、元気に活動的に過ごせるかの明暗が分かれるのです。**その分かれ道は、すでにみなさんの目の前にあると思ってください。いま筋トレをがんばっておけば、上に向かうはしごを昇って高い滑り台へ行くことができるでしょう。そうすれば、健康長寿へ続く道をゆっくりと進んで行くことができます。一方、何もせずにいれば、下の滑り台に落ちてしまうかもしれません。その道を進めば、残念ながらより早く寝たきりに行き着いてしまうことになるでしょう。

さて、この分かれ道、みなさんはどっちを選びますか？

どっちの道に行くかは、みなさんのがんばり次第。誰だって10年にも20年にも及ぶ長い時間を寝たきりで過ごしたくはありません。その道を避けたいならば、やるべきことはひとつ。そう、今日、明日、明後日と筋トレを積み重ねて「上に向かうはしご」を1段1段昇っていくしかないのです。

7

『タイガーマスク』の虎の穴？筋トレにそんなイメージを持つのはやめよう

みなさんは「筋トレ」にどんなイメージを抱いていることでしょう。

もしかして、ものすごく苛酷できびしいトレーニングを想像していませんか？　血と汗がにじむような鍛錬を重ねなくてはならないとか、歯を食いしばって猛特訓に耐えなきゃならないとか……。なかには、『タイガーマスク』に出てくる虎の穴（古くてスイマセン！）みたいな光景を目に浮かべる人もいます。

いや決して冗談ではなく、筋トレをとても敷居の高い別世界のようなものとして捉えてしまっている人はわりと多いのです。とくに、これまでスポーツに縁のなかった年配者には、「筋トレ＝つらいもの、苦しいもの」という先入観が染みついている傾向があります。そのために〝ああ、あんなきびしいトレーニング、自分にはとてもできない〟と思ってしまうんですね。

しかし、まったくそんなことはないのです。ここで誤解をちゃんと正しておくことにしましょう。

現代の筋トレは、言わば「生活科学」です。

人間が生活や活動に欠かせない体の動きを維持するには、どの部分にどれくらいの筋肉が必要かということはもうだいたいわかっていて、その筋力をつけるにはどんなトレーニングをすればいいのかもわかっています。しかも、その人その人の年齢や体力、目的に合ったトレーニングプランを割り出すこともできる。だから、それぞれが「自分にふさわしいトレーニング」をやっていけばいいのです。もちろん、運動経験のない女性にも、80歳以上のお年寄りにもふさわしい筋トレがあります。

そして、そのトレーニングには「忍耐」も「根性」も要りません。歯を食いしばってつらさに耐えなくてもいいし、汗と涙を流して苦労を重ねなくてもいい。必要以上のことはしなくていいのです。あくまで、「自分にとって必要なだけ」のトレーニングをこなしていけばいいと思ってください。

まあ、筋肉は負荷をかけないと増えませんから、多少は努力をしてがんばらねばなりません。でもそれは、この項目の冒頭で挙げたような苛酷できびしいイメージとはかけ離れたもの。あえて「ラク」とは言いませんが、つらい思いや苦しい思いをすることはまったくありません。**むしろ、やってみればトレーニングを気持ちよく感じるでしょうし、体が疲れなくなったりラクに動くようになったりするにつれ、どんどん病みつきになっていくことでしょう。**

つまり、現代の筋トレは、老若男女の区別なく、誰でも気軽に取り組めるように進化していると思っていただいていいのです。みなさん、そこのところをぜひわかっておいてください。

それと、もうひとつ誤解を解いておきましょう。

筋トレというと、「筋肉がムキムキになりたい人がやるもの」「ボディビルダーのような筋肉マニアがやるもの」というイメージを持っている人も少なくありません。もちろん、そういう人たちもいますが、筋トレはもはや「好きな人だけがやればいい」というものではないのです。

私は、筋トレは誰にとっても必要不可欠だと思っています。

どんな人も例外なく、年をとれば筋肉が減って体が動かなくなっていきます。それを食い止めたいなら筋トレに励むしかありません。すなわち、筋トレは趣味やマニアの人たちだけでなく、すべての人にとって必要であり、すべての人がやらなくてはいけないものなのです。

本書で紹介する筋トレは、負荷も軽めであり、どんな方でもすんなりできて効果を上げられるように設定してあります。ですから、みなさんも古い先入観に囚われることなく、まったく新しいことを始めるつもりで筋トレをスタートしてみてください。

8

筋トレは「100万円貯める500円玉貯金」と一緒

お金はコツコツと貯めるのを習慣にすることが大事。みなさんは「500円玉貯金」をご存じでしょうか。

そう。貯金箱に500円玉を1枚1枚入れて貯めていく方法。小銭入れの中に大きい500円玉が何枚もあるとけっこうかさばります。そんなときに貯金箱に500円玉をチャリンと入れていると、時が経つうちにいつの間にかけっこうな額が貯まっているというわけです。

500円玉貯金のファンの方は多いようで、おもしろ雑貨を集めたショップなどに行くと、「10万円貯まる貯金箱」や「30万円貯まる貯金箱」などが売られているのをよく見かけます。なかには、「100万円貯まる貯金箱」もあるようです。仮に30万円貯めるとして、毎日500円を貯金していけば600日かかる計算。約20か月、1年8か月ほどで達成できることになります。30万円というまとまった額のお金があれば、いろいろな使い道がありますし、急なことで物入りになったときも安心でしょう。500円玉1枚ではいまどきラーメン1杯も食べられませんし、500円という出費を負担に感じる人はそんなに多くないと思います。しかしそれでも、**日々コツコツと貯めていけば、自分にとって〝ありがたい財産〟となってくるわけですね。そう考え**

ると、わりと堅実な積み立てなのかもしれません。

筋トレもこれと同じだと思うのです。

すなわち、筋トレも500円玉貯金と同様、1日1日貯めていく〝額〟は少なくていいのです。1日に行うトレーニングは、「最低限の量」で構いません。ある程度の筋量をキープするには「最低でもこれだけは」というトレーニング量があり、その最低限のラインを守ってやっていけばいいのです。本書で紹介する筋トレメニューも、「最低でもこれだけは」というラインに沿ってつくられています。筋肉に対して効果を上げられる量をキープしつつ、ギリギリの線までハードルを下げて負担を軽くしているのです。時間にしても5分程度しかかかりません。実際にやってみれば、きっと、多くの人は〝えっ、たったこれだけでいいの？〟と感じることでしょう。

どうして1日の負担を軽くしているのかというと、筋トレは長く継続していくことがたいへん重要だからです。貯金も〝1日1日貯金箱に入れる額〟が大きいと長続きしません。でも、〝出費負担〟が軽ければ長続きするし、何年も続けていくうちにかなりの額が貯まってくるでしょう。**筋肉も、たとえ5分程度の軽いトレーニングであろうとも、1日1日積み重ねて何年何十年と続けていくほうがいい。**そのほうが効率よく筋肉をキープできるし、年をとってからの健康維持や運動機能の向上にプラスに働くのです。

とにかく、いちばん大切にすべきは「継続性」。筋トレは負荷の高いトレーニングを短期的に行うよりも、負荷が軽くても細く長く続けていくほうがはるかに大事だと思ってください。そして、〝1日にたったあれだけのことしかやってきていないのに、長く続けてきたらいつの間にかこんなに貯まっている！〟という未来状況を期待してやっていくといいのです。

もし、これから生涯にわたって500円玉貯金を続ければかなりの額が貯まって暮らしがラクになりますよね。筋トレもいまからずっとやり続けていけば、いろいろとラクになるのは明らか。やっている人とやっていない人とでは、先々の人生に大きな差がつくことでしょう。

要するに、500円玉貯金と同じ軽い感覚で、日々筋トレという〝貯金〟を積み重ねていけばいいのです。そう考えれば、筋トレに対する〝敷居〟がだいぶ低くなるのではありませんか？

筋肉はみなさんにとってかけがえのない財産。筋トレはみなさんの〝財産〟を守り、大きく減らさないための〝投資〟です。

みなさん、1日1日たった5分の〝投資〟を習慣づけるだけで、10年後、20年後、30年後にみなさんが背負うであろう苦労を着実に縮小させることができるのです。**寝たきりになるはずが、その〝投資〟をしていたおかげで寝たきりにならずに済むかもしれないのです。**

それならば、いまのうちにせっせと〝筋トレという投資〟を積み重ねていくべきだと思いませんか。

いまのがんばりは未来の自分のため。さあ、みなさん、1日1日堅実な歩みを重ねて、未来をよくしていこうではありませんか。

PART 2

筋肉は若さを支える！

〝劣化〟が早く進むのは
筋肉を減らして
しまっているから

9

昔の50代は波平さんとフネさん
いまは郷ひろみさんと松田聖子さん
あなたはどっちのコースへ行きたい？

最近、老人のイメージが少し変わってきたような気がします。

みなさん、子供の頃に大人をどう見ていたかを思い出してみてください。みなさんが小さかった頃は50代、60代の人というと〝ものすごく年をとったおじいさん・おばあさん〟というイメージがありませんでしたか？　その頃に比べると、いまの50代、60代はかなり若々しくなってきたのではないでしょうか。

これに関して、ちょっとおもしろい比較があります。

というのは、昔の50代代表は、「サザエさん」に出てくる波平さんとフネさんだというのです。アニメの公式ホームページを見ると、たしかに波平さんは54歳、フネさんは五十ウン歳と記されています。波平さんはあの独特の髪型だし、ふたりとも家では着物姿だし、タラちゃんという孫もいるし、すでに〝おじいさん〟〝おばあさん〟というイメージが定着していますよね。

では、現代の50代の代表選手は誰か。

それが、郷ひろみさん（59）と松田聖子さん（53）なのです。周知のように、おふたりともアイドル時代と変わらないような驚異的な若々しさを保っていらっしゃいます。郷ひろみさんはもう60歳近くで、波平さんよりもずっと年上。松田聖子さんはおそらくフネさんと同い年くらいでしょうか。新旧の代表選手を比べると、若さ、体型、エネルギッシュさ……とても多くの点で違っています。つまり、「昔の50代」と「いまの50代」では、それくらい大きな差がついているというわけですね。

とはいえ、郷ひろみさんや松田聖子さんは時代を牽引するスターであり、アンチエイジングのカリスマ的存在。あの信じられないほどの若々しさは〝あくまで特別なもの〟と思う方も多いことでしょう。

それに、全体的に若々しい50代が増えたのは事実としても、なかには50代にしてけっこう老け込んでしまっている人もいます。みなさんも経験があると思いますが、久々に同窓会などに出席すると、昔と変わらず若々しい人がいる一方で、誰だかさえ思い出せないくらい老け込んでしまった人もいるのではないでしょうか。

私は思うのですが、**いまは「いつまでも若々しい人」と「どんどん老けていく人」との〝二極化〟が進んでいる気がします。**言わば、「ひろみさん・聖子さん派」と「波平さん・フネさん派」に分かれ、前者は若々しさを保ち、後者はみるみる老け込んで、その〝格差〟が開きつつあるのです。

さて、みなさんは二極化のうちのどちらでしょう。50代以外の方々も考えてみてください。みなさんは「ひろみさん・聖子さん派」のコースを歩いているでしょうか、それとも「波平さん・フネさん派」のコースを歩いているでしょうか。

放っておけば、格差は開いていく一方かもしれません。では、「波平さん・フネさん行きのコース」を降りて、「ひろみさん・聖子さん行きのコース」へ乗り換えることはできないのでしょうか。

私は、そのコースの乗り換えは十分に可能だと思います。

そもそも、どうして二極化が進み、若々しさの格差が開いてしまったのか。もちろん、食事、日々のストレス、仕事や家庭での苦労など、いろいろな要因があるとは思いますが、いちばんの要因は「筋肉」だと考えています。**「ちゃんとトレーニングをして筋肉量をキープしてきたか」、それとも「ろくに運動をせずに筋肉量を落としてしまったか」の違いが、大きな格差となって表れているのです。**

筋肉は、わたしたちの活力エネルギーを生み出している工場のような存在です。この工場で生産されるエネルギーが多いか少ないかは、わたしたちの体内で日夜行われている多くの生理現象に影響をもたらしています。たとえば、代謝が高いか低いか、疲れにくいか疲れやすいか、太りやすいか太りにくいか、内臓の調子がいいか悪いか、肌の調子がいいか悪いかといったことにも工場で生産されるエネルギー量が関係してきます。そして、筋肉という工場で活発にエネルギーがつくられていれば、さまざまの生理現象が調子よく回って若々しさを保てることになる。反対に、筋肉という工場でつくられるエネルギーが減ってくれれば、多くの生理現象がだんだんうまく回らなくなって老け込んでいくことになるのです。

筋肉という工場は、30代以降、年1%、10年10%の割合で減り続けています。何もせずにいれば、工場の数が年々減って生み出せる活力エネルギーが減少していくのです。そう考えれば、筋トレなどをして工場数のキープにつとめた人と、何もせずに減らしてしまった人とで若々しさに差がついてくるのも当然だと思いませんか。

ちなみに、この〝工場の数の減少〟の影響は、30代、40代ではまだそんなには目立ちません。でも、50代あたりになると、生み出せるエネルギー量の違いがルックスにも影響してきて、ロコツな差となって表れてくるのです。だから、50代になると、筋肉をキープしている人とそうでない人とで大きな格差ができてしまうんですね。

つまり、若々しさをキープしたいなら、何よりも筋肉量をキープするべき。**郷ひろみさんがみっちり筋肉を鍛えているのは有名ですし、松田聖子さんも日々腹筋や背筋の運動、ストレッチをするのを日課にしているそうです。**おふたりが驚異的な若々しさを保っているのも、ひとつには筋トレのおかげではないでしょうか。

ですからみなさんも、ちゃんと筋肉に訴えかけてトレーニングをすれば若々しさをキープできるのです。筋肉は何歳になってからでも鍛えられますから、いまから「波平さん・フネさん行きのコース」を「ひろみさん・聖子さん行きのコース」に乗り換えるのだって十分に可能でしょう。

私は、これからは郷ひろみさんや松田聖子さんのような若さが、決して〝特別な存在〟ではなくなってくるのではないかと思います。言い換えれば、しっかり筋肉量をつけていけば、誰でもおふたりの域に近づいていけるということ。筋トレをちゃんと行えば、みんながああいう若々しさに手が届くかもしれない――トレンドはもうそういうところにまできているのです。

10

「劣化」が進む人と進まない人
いったいどこで差がつくのか

みなさんは「劣化」という言葉を聞いたことがありますか？

女性週刊誌やネットの芸能ニュースなどでは、「芸能人Aさんが急激に〝劣化〟した真相」とか「女優Bさんのとっておき・肌の〝劣化〟防止策」とかといった文脈で使われています。「劣化」というのは、肌にシワが増えたり、あごがたるんできたり、体型が崩れてきたりして、見た目の華やかさやつややかさが以前の状態よりもかなり劣ってくる現象を指しているようです。

私は、この言葉を聞いたとき、ちょっと感心してしまいました。

なぜかといえば、見た目の衰えを「老化」と呼ばずに、「劣化」と呼んだ点がミソだと思うのです。

そもそも、老化現象が進むのはある程度避けられません。白髪が増えてきたり、老眼になってきたり、耳が遠くなってきたりといった現象は、残念ながら食い止めたくとも食い止めることができないのです。

でも、筋肉だけは別。どんなに年をとろうとも、筋肉はトレーニングをすればしただけ量を増したり機能を高めたりします。筋肉だけが衰えゆく流れに果敢に逆らっているんですね。だから、普段から筋肉を鍛えてキープしていけば、どんなに年をとろうとも若々しさをキープしていくことができるわけです。

で、私は、先に取り上げた「劣化」には、筋肉量の減少が非常に大きく影響していると見ているのです。

前の項目でも述べたように、容貌の見た目の衰えには「筋肉という工場」の減少が深く関係しています。筋肉という工場の数が少なくなると、そこで生み出される活力エネルギーが少なくなり、これによりてきめんに代謝が低下してくることになります。代謝が低下すると、肌細胞の活力も衰えてきますし、脂肪があまり消費されなくなって太ってくるようにもなります。すると、肌がたるんできたり、シワやくすみが増えてきたり、ついてほしくないところに脂肪がついてきたりといった困った事態が進行しやすくなるわけです。

つまり、「劣化」するかしないかは、筋肉量をどれだけキープしているかによって決まってくるといってもいいのです。

言い換えれば、普段から筋トレをして筋肉量をキープしていけば、「劣化」を食い止めたり遅らせたりすることができるということ。筋肉という工場の数をこれ以上減らさないようにしていけば、代謝もキープされて、肌やスタイルをこれまで通りにキープできる可能性が高まるんですね。

要するに、**「老化」はなかなか食い止めることができませんが、「劣化」は食い止めることが可能なのです。**私が「劣化」という表現をおもしろいと感じたいちばんの理由はここにあります。

私は、筋肉という臓器は、「体を動かすためのエネルギー生産工場」であると同時に、「若々しさをキープする工場」でもあり、「美容をキープする工場」でもあると思っています。

その工場の数を維持できるかどうかは、その人の若さ・美しさに響いてきます。それも、みなさんがなんとなく想像しているよりもはるかに多大な影響をもたらしていると思ったほうがいいでしょう。

おそらく、女性のみなさんは大いに関心をお持ちのことでしょう。

筋肉が美容面にもたらす影響の大きさについては、Ｐａｒｔ４で改めて述べていきたいと思います。ぜひみなさん、筋肉に眠っている力を引き出して「劣化」を防いでいくようにしてください。

11

高倉健さんは どうして晩年まで若々しかったのか

2014年秋、俳優の高倉健さんが亡くなられました。満83歳。亡くなる数年前まで若々しい姿で映画に出続けていました。きっと、『単騎、千里を走る。』『あなたへ』などの作品に感動された方も多いことでしょう。

それにしても、健さんはどうして晩年まであんなに若々しい姿でいられたのでしょうか。

もちろん、その理由はいろいろあると思います。

ただ、私は、健さんファンのひとりとして、また、人の健康や若さ、寿命についての研究に携わる者のひとりとして、かねてからあるひとつのポイントに注目をしていたのです。

それは健さんの「姿勢」です。

任侠映画に出ていた頃から晩年にいたるまで、健さんの姿勢はほとんど変わっていません。すっくと立って、ただそれだけで男の哀愁のようなものを漂わせる……それこそが健さんなのでしょう。で、私はそういう健さんの姿勢のすばらしさに若々しさの大きなポイントがあると見ているのです。

そもそも、姿勢のいい悪いには、筋肉量が大きく関係しています。筋肉の大きな役

割のひとつは、体を支えること。筋肉量がしっかりキープされているからこそ「いい姿勢」を保てるのです。

ろくに運動をせずにいると、筋肉が減少するに従って姿勢が崩れてきます。たとえば、中年以降、肩が落ちてきたりねこ背になってきたりするのは、筋肉が落ちてきた証拠。背骨まわりの筋肉が減って体幹を支える力が弱ってくるから、上半身が重みに耐えかねて丸まってくるのです。普段から姿勢に気をつけていたとしても、筋肉量低下が進む50代、60代くらいになると、否応なく姿勢が崩れてきます。また、70代、80代ともなれば、すっかり支える力が弱って、背や腰が丸まった〝おじいさん体型〟〝おばあさん体型〟になってしまいます。

ところが、健さんは、あのスラッと背を伸ばした姿勢を、若い頃から晩年までずっとキープし続けたのです。

おそらく、その陰には相当な精進努力があったのでしょう。健さんは「俳優は肉体労働」というのが信条だったそうで、常日頃から筋トレやウォーキング、ストレッチなどの鍛錬を欠かさなかったといいます。**「撮影現場では座らない」というのも有名な話ですが、そうやって立ち続けていられたのも、普段から体を鍛えていたおかげだっ**

たのかもしれません。

ちなみに、いい姿勢を保つためにいちばん重要な役割を果たしている筋肉はどこなのか、みなさんはご存じですか？

答えは、体の奥深くにある「大腰筋」です。

後ほどくわしく説明しますが、大腰筋は背骨と大腿骨とをつないでいる筋肉で、二足歩行をする人間にとっては「大黒柱」のような存在です。この大黒柱がしっかりしていると、頭の先からつま先までがまっすぐ伸びて、いくら押してもびくともしないような、たくましくてどっしりとした安定感のあるカッコいい立ち姿勢をつくることができるんですね。

これは私の推測でしかありませんが、**健さんの「大黒柱＝大腰筋」はさぞかししっかりしていたのではないでしょうか。**

みなさんも年をとっても若々しく見られたいのであれば、まっすぐ伸びたいい姿勢を維持していかなくてはなりません。そしてそのためには、普段から筋トレを行って「体を支える筋肉」を鍛え、ちょっとやそっとでは揺らがない丈夫な〝柱〟をつくっていく必要があるのです。

12

「ウォーキングしているから大丈夫」と言う人はじつはとても「残念な人」だった

このところ、ウォーキングをする人がかなり増えてきました。早朝に近所の公園などをのぞくと、必ず歩いている方々がいらっしゃいます。顔なじみも多いらしく、あれこれ世間話に花を咲かせている人も少なくありません。みなさんとても楽しそうに歩いていらっしゃいます。

こうした方々が増えたのはとてもいいことだと思います。

ウォーキングをはじめとした有酸素運動には多くの健康効果が期待できます。心肺機能が高まって持久力が向上しますし、毛細血管が増えて血流もよくなります。脂肪を燃やして肥満を解消させるのにも役立ちますし、動脈を柔らかくして動脈硬化を防ぐ効果も期待できます。日々せっせと歩くだけでこうした健康効果を得られるわけですから、ウォーキングは「もっとも手軽にできて、もっとも高い効果を上げられる健康法」といっていいでしょう。

ただし——。

ほとんどのウォーカーが誤解している点をひとつ指摘しておきましょう。

それは、「ウォーキングで足腰の筋肉も鍛えられる」と思っている点です。すっかり思い込んでしまっている方が多いのですが、これは誤り。ウォーキングでは筋肉を鍛えることはできませんし、筋力の低下を防ぐこともできません。どんなにたくさん歩いたとしても、歩くだけで足腰を丈夫にすることはできないのです。

たとえウォーキングをがんばっていたとしても、筋トレをやっていなければ筋肉量低下は年とともに進んでしまうでしょう。筋肉量が減って足腰が衰えてくれば、次第に歩く距離や時間が減って、よろけたりつまずいたりすることが多くなってくることになります。もし転倒骨折でもしようものなら、そのまま寝たきりや要介護の生活に突入してしまうでしょう。

ですから、「わたしは寝たきり予防のために毎日1時間歩くようにしているの」「ぼくは足腰を弱らせたくないからウォーキングを習慣にしているんだ」といった方々は、残念ながらまったくお門違いのことをしていることになります。ウォーキングでは「寝たきり予防」「足腰強化」という目的を達成することはできません。そればかりか、ウォーキングだけに頼り切って安心していると、いつの間にか筋肉を弱らせてしまい、寝たきりの方向へ向かって行ってしまうかもしれません。

「筋力低下？　わたしは毎日ちゃんとウォーキングをしているから、そんな心配はないわ」などと言って胸を張っている人は、じつはとても〝残念な人〟だったというわ

けですね。

どうしてウォーキングだけではダメなのか、その理由を簡単に説明しておきましょう。

そもそも、筋肉には速筋と遅筋のふたつのタイプがあります。速筋は瞬発的に大きな力を出す筋肉で、遅筋は持久力を発揮する筋肉。言わば、速筋は短距離ランナー型で、遅筋はマラソンランナー型ということになります。

なお、筋トレなどの無酸素運動をするときは速筋が使われ、遅筋はほとんど使われません。また、ウォーキングなどの有酸素運動をするときは遅筋が使われ、速筋はほとんど使われません。「一気に大きな力を出すときは速筋の出番」「長い時間歩いたり走ったりするときは遅筋の出番」というように、筋肉の役割分担がきっちり決まっているんですね。

そして、**ここが重要なのですが、30代以降年1％、10年10％の割合で年をとるごとに減っていく筋肉量の大部分は速筋なのです。**となれば、速筋の減少を食い止め、速筋の量をキープしていくには「速筋を使う運動を行わなくてはならない」ことになります。すなわち、筋トレを代表とする無酸素運動を行っていかないと、速筋の減少を防げないし、足腰はもちろん体全体の筋肉量減少を防ぐことができないのです。

では、どうしてウォーキングだけではダメなのかという問題に戻りましょう。先に述べたように、ウォーキングで使われるのは遅筋ばかりで、速筋はまったくといっていいほど使われません。いくらたくさん歩いても速筋は刺激されず、時とともに減っていくばかりとなります。当然ながら、筋肉量の減少を防いだり筋肉量をつけたりする効果は得られないし、足腰は一向に丈夫にならないというわけです。

みなさん、おわかりいただけたでしょうか。

筋力は、筋肉に負荷をかけるトレーニングを行ってこそついてくるもの。寝たきり予防のために足腰を鍛えたいのであれば、ウォーキングだけに頼っていてはダメなのです。

もちろん、ウォーキングが不要なわけではありません。むしろ、健康をキープしていくには必須。毛細血管を増やしたり肥満や動脈硬化を防いだりする効果は、日頃から歩くのを習慣にしていないとなかなか得られるものではありません。あとで改めて述べますが、健康寿命を延ばしたいならば、1日に8000歩から1万歩は歩くようにすべきでしょう。

つまり、「ウォーキングだけ」でも足りないし、「筋トレだけ」でも足りない。健康長寿を実現していくには、ウォーキングなどの有酸素運動と筋トレなどの無酸素運動を並行して行うのがいちばんいいのです。

それに、ウォーキングと筋トレの両方を習慣にしていると、さまざまな相乗効果が得られるようになっていきます。

ウォーキングにより筋肉内の毛細血管が増えてくると、筋肉という工場がより力を出せるようになって、エネルギー生産規模が拡大してくるのです。また、筋トレによる筋肉量アップは、筋肉という工場の数を増やすことにつながります。筋肉という工場が増え、その工場で次々にエネルギーが生み出されるようになってくれば、代謝も高まり、疲れにくくなってきたり、肌の調子がよくなってきたり、無駄な脂肪がつきにくくなってきたりといった多くの恩恵に恵まれるようになっていくでしょう。

まさに、いいことずくめ。みなさんもいつまでも若々しく健康でいるために、日々筋トレとウォーキングをセットにして行うことを習慣づけるようにしてください。

13

あなたは知らず知らずのうちに「植物系」の発想をしていないか

みなさんは郊外のショッピングモールなどにマイカーで買い物に行ったとき、駐車場のどのあたりに車をとめるでしょうか。

休日はお店に近い駐車スペースはどこもいっぱい。遠いところは比較的空いています。でも、不思議とみんな近いほうに車をとめたがるんですね。なかには、空くまで近くで待っている車もあります。遠いほうの駐車場にとめてもせいぜい数分も歩けば済むのに、どうして近いほうに集まるのでしょう。

これとよく似ているのが、通勤時の駅のエスカレーターやエレベーター。階段のほうはあんなに空いているというのに、どうしてエスカレーターやエレベーターの前に列をつくるのでしょう。そんなに歩いたり階段を昇ったりするのが嫌なのでしょうか。

たぶん「どうしても歩くのは嫌だ」「自分は絶対に階段を使わない主義なんだ」という人は少ないと思います。みんな知らず知らずのうちに「できるだけラクをしよう」という意識が働いてしまっているのではないでしょうか。

私は「人間は動かないでいるとどんどん寿命を縮めてしまう生き物」なのではないかと思っています。

人間は「動物」の一種であり、動物とは「動く生き物」です。そして、動くために必要不可欠となるのが筋肉。つまり、筋肉を使って動いたり移動したりしてこそ、わたしたちは「動物らしい活動」「人間らしい活動」ができるのです。

しかし、「動く生き物」であるはずのわたしたち人間は、このところどんどん動かなくなってきています。先にも述べたように、近頃はデスクから一歩も離れることなく仕事が済んでしまいます。一日中ほとんど座ってばかりの人なんてまったくめずらしくありません。まるで、「動物であること」を捨てて、1か所に根を下ろした「植物」になってしまったかのようです。

植物のように動かずにいれば、当然筋肉は使われず、どんどん減っていってしまいます。そして、筋肉が減ってしまえば、「動くための機能」がじわじわと失われ、やがて本当に動けなくなってしまいます。動きたくても動くことができず、寝たままの〝植物人間〟状態になっていってしまうわけです。**普段から動かずにいることがわたしたちの寿命をじわじわと縮めていくのですね。**

「できるだけラクをしよう」「なるべく動かずに済まそう」という行動をとってしまうのは、「植物系」の発想だと思うのです。遠い駐車場や駅の階段を敬遠してしまうのも、知らず知らずのうちに「植物系」の考え方をしているからなのではないでしょうか。

いまの時代は、ほとんどのことが動かずに行えるようになってきています。でも、だからといってその便利な状況に甘えてろくに動かなくなってしまったらオワリ。筋肉はどんどん失われ、どんどん「植物化」していってしまうでしょう。ですから、わたしたちは、日頃の生活行動の中で「動くほうか／動かずに済むほうか」「不便なほうか／ラクなほうか」の二者択一シーンに立たされたときに、あえて「動くほう」「不便なほう」を選ぶくらいの意識が必要ではないかと思うのです。

そういう意識があれば、目の前にエスカレーターと階段があるときに、迷わず階段のほうを選ぶことでしょう。私は、そういう選択のひとつひとつの積み重ねが「いつまでも動ける体」をキープすることにつながっていくのだろうと思います。

ですから、みなさんもできるだけ**「植物系の発想」を捨て、「動くほうの発想」で行動するようにしてみてください。**そうすれば、きっと末永く「動く生き物」でいられるのではないでしょうか。

14

ラジオ体操の代わりに筋トレをしてみてはいかが？

朝の始業前に社員全員でラジオ体操を行っている会社は、わりと多いのではないでしょうか。

ラジオ体操はけっこうよくできていて、ちゃんと曲げ伸ばしを意識して行えば体の全般的なストレッチになります。**朝、仕事を始める前に行えば、体がほぐれて気分もすっきりするし、今日の業務へのモチベーションも高まることでしょう。たいへんいい習慣だと思います。**

ただ、私の会社では、朝、ラジオ体操の代わりに社員全員で筋トレを行うようにしています。スクワットやもも上げなどの基本的なメニューが中心で、この「朝の筋トレ」を行うと、1日にやらなければならないトレーニング量の半分はクリアできることになるのです。あとの半分は、個人個人時間を見つけてやりなさいというかたちにしてあるのですね。

つまり、1日の必要量の半分は「会社に行くだけ」でできてしまうということ。こういうふうに、筋トレを「いつもこの時間に絶対にやらなきゃならないもの」としてフィックスしてしまうと、自分に課すノルマが少なくなって習慣として続けていきやすくなるんですね。

ですから、みなさんの会社でも「朝のラジオ体操」に代えて「朝の筋トレ」を導入してみてはいかがでしょう。

ラジオ体操も大変良い運動なのですが、筋肉に負荷をかける動きは少なく、筋力トレーニングの効果はほとんど期待できません。それに、なんといっても筋トレをやれば、「筋肉量キープ」「代謝アップ」「体力アップ」「運動機能キープ」「寝たきり予防」「アンチエイジング」といった数々の健康効果が確実に得られるのです。社員ひとりひとりの健康を考えていくなら、ラジオ体操よりも筋トレのほうを朝の習慣として取り入れていったほうがいいのではないでしょうか。

それと、私の会社ではもうひとつ変わった試みを行っています。

3時になるといつも15分の「休憩タイム」をとるのですが、その間は「絶対に自分のデスクにいるのは禁止」ということにしています。

どうしてそんなことをしているのか。ご多分に漏れず、私の会社においても「トイレに行く以外は9時から5時まで座って仕事をしている」ような社員が少なくありません。だから、「せめて、3時の休憩のときくらい席を離れなさい。で、なるべく動くようにしなさい」と言っているのです。

この休憩タイム、あちこちで輪をつくって談笑している社員たちもいますし、近くに散歩に出る社員もいます。また、朝やった筋トレの「残りの半分をやってしまおう」という目論見でトレーニングをする社員もいます。たった15分ですが、体を動かすことによって肩に入っていた力もほどよく抜けますし、日々続けていると、社員同士のコミュニケーションもよくなってきます。社員たちにはおおむね好評に受け取られているようです。

とにかく、いまの時代は放っておけば「一日中ほとんど動かずに済んでしまう」という流れになっています。この流れに巻き込まれないようにするには、ひとりひとりが意識的に「体を動かす機会」をつくっていかなくてはなりません。ただ、そうはいっても日々忙しく時間に追われていると、ついついパソコンの前に何時間も居座り続けてしまうというのも動かしがたい実情でしょう。

でも、**「朝の筋トレ」や「着席禁止の休憩タイム」のように、〝動くしかない機会〟をつくってあげればみんなちゃんと動くのです。**これからの社会では、半ば強制的に「体を動かす機会」を創出していくことも必要なのではないでしょうか。

15

若さは「意志」で決まるもの
運動をすれば「10歳の若返り」は
そう難しいことではない

花の色は移りにけりないたづらに　我が身世にふるながめせし間に――その昔、小野小町は自身の容色の衰えをこう歌に詠みました。

この歌には、若さや美しさははかないものであり、時の流れや老化の流れには逆らえないということが表現されています。

でも、現代においては違います。時とともに衰えゆく流れを「不可抗力のもの」として受け入れる必要はありません。その気になりさえすれば、流れに逆らうこともできるし、流れを変えることもできるのです。

そして、その流れを変えられるかどうかは、普段からどれだけ運動をするかにかかっています。すなわち、**筋トレやウォーキングなどの運動をするかどうかで、「いつまでも若々しいコース」と「年とともに老け込むコース」のどちらへ行くかが決まってくるわけです。**

当然、みなさんは「若々しいコース」へつながる道を行きたいことでしょう。

それなら、分かれ道でコースを間違えないことです。迷わず「運動する道」を選ぶようにしていくことです。

どちらのコースへ行くかの分かれ道は、常にみなさんの目の前にあるといっていいでしょう。たとえば、「ちょっと面倒だけど、これから筋トレをやるかどうか」「仕事帰りで少し疲れているけど、駅から家まで歩くかどうか」「これから近所のスーパーまで行くけど、車にするか、それとも歩いて行くか」「2階の改札まで行くのに、エスカレーターを使うか、それとも階段を使うか」……こういった二者択一の分かれ道なら、日常生活のなかでいくらでもありますよね。つまり、こうした分かれ道に立ったときに、強い意志を持って「体を動かす道」を選ぶことができれば、「いつまでも若々しいコース」へ行ける公算が高くなるのです。

きっと、意志が強く、ずっと「体を動かすほうの道」を選んできた人は、難なくコースに乗って、末永く若さと健康を維持していけることでしょう。一方、**意志が弱くて「ラクなほうの道」「体を動かさないほうの道」ばかり選んできてしまった人は、コースを脱落して早く老け込んでしまうことでしょう。**

ですから、どちらのコースへ行くかは自分の意志次第。若さとは自分の「意志」で決まってくるものといっていいのです。

そして、そういう意志を持って体を動かすようにしていけば、必ずや衰えゆく流れを自分で変えられます。どうして断言できるのかというと、実際に、**運動によって若返った方々が数えきれないほどいらっしゃるからです。**

私はかねてよりシニア向けの運動教室を主宰しています。教室で行っているメニューは筋トレが中心ですが、参加者の方々には、それだけでなく普段の生活でも、できるだけ体を動かすようにしていただいています。時間が空けば少しでもウォーキングをしたり、バス停ひとつ分歩くようにしてみたり、なるべくエスカレーターではなく階段を使うようにしたりして、できる限り「体を動かす道」を選んでいただいているわけですね。

すると、参加者の方々の体力年齢が軒並みぐんぐん若返っていくのです。私たちの教室では、10歳や15歳若返るのはほとんど当たり前のようなもの。運動能力はもちろん、健康診断の数値も向上していく人がほとんどです。なかには、70代の方が50代の体力に戻ったという例もあります。

また、体力や運動能力だけではありません。外見的な若々しさや美しさという点でもみなさんアップグレードされています。運動を始める前と比べて、見違えるように美しくなられる方も少なくありません。**参加者の方々からは「久しぶりに会った人か**

ら『若くなった』と言われてうれしかった」「娘から『どうして肌がきれいになったの？』と質問された」といった声もよく耳にします。

それに、みなさん精神的にも若々しくなられます。参加者のなかにも、新しい仕事にチャレンジしたり、積極的にボランティアをしたりするようになる方が少なくありません。きっと、運動には人の気持ちをポジティブにして、心を華やがせる働きがあるのでしょう。

とにかく、意志を固めて運動を続けていけば、10年や15年若返るのはたいして難しいことではないのです。

きっと、小野小町がこのことを知ったなら、さぞかしうらやましがったことでしょう。もし「花の色は……」の歌を詠んだ頃に知っていたら、十二単《ひとえ》をパッと脱ぎ捨ててトレーニングに励んでいたかもしれませんね。

PART 3

筋肉は健康を支える！

最近つまずきやすくなってきたのは筋肉が減ったせい

16

「疲れが抜けない」「無理がきかない」のは
あなたの〝排気量〟が落ちてきたから

意外に知られていないのですが、筋肉量の低下は「疲れやすさ」に直結しています。「この頃、疲れがたまりやすくなった」「何日間も疲労感が抜けない」「すぐに疲れてしまって無理がきかなくなった」といった症状は、どれも筋肉が減ってきたせいといっていいでしょう。

みなさんはどれくらいの年齢で疲れを感じやすくなりましたか。

だいたい、**30代の半ばくらいから「なんだか体のキレがなくなってきたなあ」「少し疲れやすくなったかなあ」と感じ始め、40代になると「疲れがなかなか抜けないなあ」「近頃いつも体が重いなあ」と自覚するようになり、50代以降になると「このところ無理がきかなくなったなあ」「めっきり体力が落ちてきたなあ」と感じるようになってきたのではありませんか。**

これは、筋肉量の減少の流れと一緒。30代以降、筋肉は年々落ちていき、40代になれば20%、50代になれば30%の量が減ることになります。これに合わせて体が疲れやすくなっているわけです。

先にも述べたように、筋肉は体を動かす活力エネルギーをつくる工場です。年をとるに従って筋肉量が減ってくれば生み出せるエネルギーも減って、だんだん活動量に見合うエネルギーをつくれなくなってきます。それにもかかわらず、以前と変わらない活動量を維持しようとするから、エネルギー不足に陥って疲労を貯め込むようになっていくのです。

たとえば、みなさんの体の筋肉量を「車の排気量」に置き換えて、疲労の問題を考えてみましょう。

20代のときは5000ccの排気量があったとします。それだけ馬力があれば、多少無理してガンガン走ってもへこたれません。ところが、この排気量が30代になると4000cc、40代になると3000cc、50代で2000cc、60代で1000ccに落ちてくるとしたらどうなると思いますか。それだけ排気量が違うと、同じ仕事をするにしても疲れ方が違ってきますよね。

例を挙げて説明するなら、長い上り坂をみんなで走ろうというとき、20代の5000ccなら一気に登れることでしょう。30代の4000ccは、登れはするもののちょっと苦労するかもしれません。40代の3000ccはもうかなりの息切れ状態。そして、50代の2000cc、60代の1000ccとなると、もうアップアップという状態になってしまうのではないでしょうか。

要するに、年々排気量（筋肉量）が落ちてきているにもかかわらず、以前と同じ仕事量をしていれば、疲れてしまうのは当然なわけですね。その日の疲れを翌日に持ち越すようになったり、たまにハードに動くとヘトヘトに疲れてしまったり、徹夜した翌日は使い物にならなかったり……中年以降にこうした衰えを自覚するのには、こうした理由があったわけです。

もし、こうした「疲れを貯めやすい状況」を変えたいのであれば、少ない排気量でも済むように活動量のレベルを引き下げるか、それとも筋肉量をつけて排気量を引き上げていくかしかありません。みなさんは当然、排気量を上げていくほうを選びますよね。

それなら、日々筋トレに励むしかないのです。

筋トレを継続していれば、それまで落ちる一方だった排気量がキープされたり上がってきたりするようになります。**筋肉がついてくると、着実に「疲れ方」がそれまでとは違ってくるのです。**

どのような感じで「疲れ方」が変わってくるのか。私の運動教室に参加されているシニア世代の方々の声をちょっと挙げてみましょう。

「毎朝、疲れが取れず、だるい体を引きずって会社へ行っていたのが、2か月の筋トレでなくなりました。いまはすっきり起きられるし、足取り軽く出勤しています。まるで体が替わったみたいです」

「買い物に行くのもごはんをつくるのも面倒になるくらい疲れやすかったのが、運動教室に参加するようになってから少しずつ変わってきました。あまり疲れなくなったせいか、買い物も楽しいし料理もがんばるようになってきました」

「体を動かしていると、朝、起きたときのすっきり感が違ってきます。目覚めたとき、『ああ、また今日も疲れる1日が始まるのか』という感じで起きるか、それとも、**『よし、今日もがんばるぞ！』という感じで起きるか。それくらい違うんです。おかげで毎日の生活にハリが出てきた気がします**」

「駅の階段を昇るだけでもハアハアと息切れをしていた状態だったのが、足腰が丈夫になったせいか難なく昇れるようになりました。今度、若い頃のように**『1段抜かし』にチャレンジしてみようかと思っています**」

「以前は忙しくて2〜3時間しか寝られないと、その疲労ダメージが2日くらい残っていました。でも、**筋トレを習慣づけるようになってからは、疲れを引きずらずに回復できるようになってきました**」

いかがでしょう。これらの方々は、みなさん排気量をアップしたおかげで「疲れやすかった体」を「疲れにくい体」にシフトするのに成功されたわけです。別に特別な運動や厳しいトレーニングをしたわけではありません。**ごく簡単な筋トレを日々習慣づけただけで「疲れる毎日」を変えることができたのです。**

疲れ方が変わってくれば、1日1日の気持ちも違ってくるし、活動量も違ってきます。きっと仕事や生活で上げられる成果や暮らしの充実度もそれまでとは変わってくることでしょう。そう考えると、疲れるか疲れないかでけっこう大きな差がつくのかもしれません。

とにかく日頃の疲れを軽くしたいなら、まずは筋トレです。みなさんも日々排気量アップにつとめ、「疲れにくいボディ」を獲得するようにしてください。

17

〝最近つまずきやすくなった〟のは筋肉が発しているSOSだと受け取ろう

「いつもの道をいつも通りに歩いていただけなのに、歩道の敷石のわずかな段差でつまずいてひざを打ってしまった」

「公園を散歩していたら、木の根っこに足をひっかけて転んでしまった」

「リビングの床に積み重ねた本をひょいっと軽く飛び越えようとしたら、足のつま先がひっかかって大きくバランスを崩した……危うくガラス窓に突っ込んでしまうところだった」

「会社の運動会に引っ張り出されて久々に走ったら、足がもつれてぶざまに転んでしまった……ああ恥ずかしい」

——こういった経験、みなさんにもおありなのではないでしょうか。こういうふうに転んだりつまずいたりしたとき、みなさんはきっと〝ああ、今日はなんて運が悪いんだ〟とか〝ちょっと不注意だったかな〟とかと思いますよね。

でも、違うのです。**転んだのは、まぎれもなく筋肉が落ちてきたせい。**運が悪かったせいでも不注意だったせいでもありません。たとえ30代、40代でも、身に覚えがあるのであれば十分気をつけたほうがいいでしょう。

そもそも、筋肉量の低下は足腰などの下半身を中心に進みます。上半身と下半身の筋肉減少率を比べると、下半身のほうがなんと1・5倍も大きいのです。そして、下半身の筋肉量が減ってくると、その影響は少しずつ「歩行能力」に表れてくるようになります。

どのように影響が出てくるのか、ちょっと流れを辿ってみましょう。

30代、40代は、「自分はまだまだ動ける」と思っているのにもかかわらず、少しずつ体がついてこられなくなって、ギャップに首をかしげる時期です。典型的なのは、子供の運動会でいいところを見せようとして転んでしまうというパターン。自覚はなくとも下半身の筋肉量低下は徐々に進んでいて、その分足が上がらなくなっているのです。それで、つまずいたり転んだりするたびに〝こんなはずじゃなかったのに〟と思い始めるようになります。

また、50代、60代になると、筋肉量低下の進行とともに、歩行の力強さや安定感が年々じわじわと低下するようになります。自分ではいつも通りに歩いているつもりでも、だんだん足が上がらなくなり、徐々に歩幅も縮まって、少しずつ歩行スピードが落ちてくるようになるのです。これにより、わずかな段差に足をひっかけて転んでしまったり、ちょっとした障害物に足をとられてつまずいてしまったりということも多くなってきます。

さらに、70代、80代となると、筋肉量の減少がグッと進んで、歩行機能に誰の目にも明らかな衰えが見られるようになってきます。**いちばん多いのは、歩き方が「すり足気味」になるパターン。**足をほとんど上げず、歩幅を狭くして、すり足をするようにチョコチョコと歩を進めるようになるのです。筋肉が落ちたために足を上げる力や踏み出す力が衰えて、小刻みに足を出さざるを得なくなってしまうのですね。この「すり足歩き」はとてもつまずきやすく、ちょっとしたことでバランスを崩して転倒してしまいがちです。転倒時に骨折したのを機に寝たきりになってしまう人も少なくありません。すり足をするようになったら、もうかなり足腰が弱っていると考えたほうがいいでしょう。

「最近、つまずきやすくなった」というのは、じわじわと減り続けている筋肉が発しているSOS信号のようなもの。決して甘く見て放っていてはいけないのです。

きっと、みなさんのなかにも知らず知らずのうちに歩行能力を落としてしまっている方が少なくないはず。ハッとされた方はいまからでも遅くはありません。筋トレを習慣づけて下半身の筋肉を強化するようにしてください。

18

女性に多い冷え性には ふくらはぎの筋肉量低下が 関係している

女性のみなさんのなかには冷え性にお悩みの方も少なくないでしょう。

冷え性の悩みは、30代くらいからひどくなることが多いもの。とくに足や腰などの下半身に冷えを訴える方々が目立ちます。また、ちょうどこの頃から疲れやすくなったり体力が続かなくなったりと不調感を訴えるようになるケースも少なくありません。

じつは、こうした不調にも筋肉量低下が絡んでいるのです。

そもそも、冷えには血流の悪さが影響しています。体がぬくもりを保つには、そこに温かい血液が流れていなくてはなりません。**血行循環がよく、ちゃんと足先にまで血液が行き渡っていれば、そうそう冷えに悩まされることがありません。血行循環が悪く、下半身の血行が滞ってすみずみに血液が行き渡らなくなるから足や腰が十分に温まらず、冷えの症状が表れてくるのです。**

ところでみなさん、こうした下半身の血行循環のカギになっている筋肉があるのですが、それがどこだかわかりますか？

答えは「ふくらはぎ」です。ふくらはぎの筋肉は足先などに貯まった血液を心臓方向へ戻すポンプの役割を果たしています。ふくらはぎの筋肉がさかんに収縮・拡張していれば、ポンプ機能が働いて血液が勢いよく戻っていきます。これにより、下半身はもちろん全身の血行循環が良好にキープされるのです。これが「ふくらはぎは第2の心臓」と呼ばれる所以《ゆえん》ですね。

でも、筋肉量低下が進んで、ふくらはぎの筋肉が細ってきたら、どうなるでしょう。そう、血液を戻す筋ポンプの力が弱まって、下半身の血行が滞りがちになってきます。すると、足や腰に血液が行き渡らなくなり、結果、冷えに悩まされるようになっていくわけです。

それと、ふくらはぎの筋肉は、血液以外にも、乳酸やアンモニアなどの疲労物質を心臓方面へ戻す役割を担っています。1日活動をしていれば、足の筋肉にも乳酸やアンモニアが貯まってくるのですが、**ふくらはぎの筋肉量が落ちて筋ポンプがうまく働かなくなると、これらの疲労物質が心臓のほうへ戻らず、代謝されないまま下半身に居座り続けることになってしまいます。**すると、足の重だるさがとれなかったり、すぐに疲れてしまったり、だるくて体を動かす気にならなかったりといった症状が表れてくるのです。

前の項目で「疲労の原因は筋肉量減少による排気量低下」と申し上げましたが、疲れがなかなか抜けなかったりすぐに疲れてしまったりするのには、ふくらはぎの筋ポンプ機能低下も少なからず影響しているわけです。

ですから、**中年以降、冷えやだるさ、疲労感などの症状に悩まされるようになってきたなら、ふくらはぎの筋力低下を疑って下半身を中心とした筋トレに励むべきでしょう。**

これらの症状は、筋トレを継続していれば徐々に改善していきます。

実際に、私の運動教室に参加されている女性の方々に話を伺うと、「長年悩まされてきた足腰の冷えから解放された」「足のだるさがなくなった」「夜、足先が冷えて靴下をはかないと眠れなかったのが、靴下なしで眠れるようになった」といった声が次々に上がってきます。

冷えやだるさ、疲れやすさは「体質」の問題だと思い込んで、すっかりあきらめているような方も少なくありません。でも、筋肉に働きかければ、こうした悩みも解消へ向かうのです。ぜひ、ふくらはぎのポンプ力を回復させて血行の循環を促し、冷えやだるさにおさらばするようにしましょう。

19

筋肉は体を支えるコルセット
ちゃんとつければ腰痛・ひざ痛を防ぐ

私は、腰痛やひざ痛の原因も、元を正せば「筋肉量減少の問題」に行き着くと考えています。

そもそも、筋肉とは体を支える「コルセット」のような存在です。このコルセットがしっかりしているから、人は腰やひざがまっすぐ伸びたいい姿勢をキープすることができるのです。

しかし、加齢とともに筋肉量が減ってきて、このコルセットの支える力が弱ってきたらどうなるでしょう。当然、姿勢が崩れてきますよね。

たとえば、**腰を支えているコルセットは、大腰筋、腹筋、背筋などの筋肉です。**これらの筋肉が細ってくると、体の支柱である脊椎を支える力が低下してきます。すると、上半身の重みに耐えかねてだんだん姿勢が前かがみになってきて、これにより腰椎に大きな負担がかかるようになるのです。

腰椎のなかでもとくにプレッシャーがかかるのが椎骨《ついこつ》と椎骨の間に座布団のように挟まっている椎間板です。この椎間板がプレッシャー続きで疲弊してくると、腰椎椎間板ヘルニアなどの腰痛症状が表れるようになってくるわけですね。ですから、基本的には筋力低下からくる姿勢の崩れが腰椎の椎間板を弱らせ、腰の痛みをもたらしているということになります。

ひざ痛の場合もだいたい一緒です。ひざの関節は体のほとんどの重みを支えているわけですが、この関節の上に発達しているのが大腿四頭筋です。ひざ関節がなめらかに動けるのには、大腿四頭筋がコルセットの役割を果たして上半身の重みを支えているという点が非常に大きいのですね。

ところが、大腿四頭筋の筋肉量が低下してくると、ひざ関節にかかる負担が徐々に増してきます。とりわけ、内側広筋《ないそくこうきん》という太ももの内側の筋肉が衰えてくると、ひざ関節の内側にばかり重みがかかるようになり、関節の内側の軟骨がすり減ってくるようになります。そして、長い年月をかけて軟骨の摩耗が進んでくると、だんだんひざ関節内で骨と骨がぶつかり合うようになり、ひざ痛の症状が表れてくることになるわけです。つまり、**太ももの筋力低下からくる関節の弱体化がひざ痛を招いているということになります。**

ですから、腰痛やひざ痛に悩まされたくないなら、筋肉量を落としてしまってはいけません。体を支えるコルセット（＝筋肉）の力を落とすことは、一挙に関節に負担をかけることにつながります。その関節へのプレッシャーが痛みをもたらすことになるのです。

みなさんのなかにはすでに腰痛やひざ痛に悩まされている方も少なくないかもしれません。そんなみなさんも、痛みが出ない範囲で筋トレを行い、コルセットのサポート力を高めるようにしてはいかがでしょう。私の運動教室の参加者にも筋トレを行って腰痛・ひざ痛を解消させた方々がいらっしゃいます。

ただし、ひざ痛持ちの方でウェイトオーバーの人は、いきなり運動すると、症状が悪化することもあるので、多少体重を絞ってから筋トレを行うようにしたほうがいいでしょう。体重を減らすために効果的なのはウォーキングなどの有酸素運動ですが、長く歩くと痛みが出るような場合は「水中ウォーキング」からスタートするのをおすすめします。水中であれば、ひざ関節にかかってくる体重の負担もグッと軽くなりますし、痛みを気にすることなく運動を行うことが可能です。

とにかく、**腰痛やひざ痛をこじらせてしまうと、痛みにわずらわされるだけでなく、寝たきりや要介護になるリスクも大きく高まってしまいます。**そういうハメに陥りたくないなら、一にも二にも筋肉を減らさないことが肝心なのです。

20

糖尿病は「筋肉減少病」だった！

糖尿病の患者数は、予備軍も合わせると軽く2000万人を超えるといわれていま す。若い人にも増えてはいますが、糖尿病はとりわけ50代、60代になると、目立って多くなる傾向があります。本当にこの年代になると、血糖値にまったく問題がない人はめずらしいくらい。おそらく、みなさんのなかにも普段から血糖値を気にしていらっしゃる方が少なくないのではないでしょうか。

ところで——。

私は**「糖尿病は『筋肉減少病』である」と考えています。**

きっと、びっくりされる方も多いことでしょう。糖尿病というと、食べ過ぎや飲み過ぎなどの食生活の側面が何かとクローズアップされがち。筋肉がどうのこうのという人は医師にもそう多くはありません。

でもみなさん、考えてみてください。

そもそも糖尿病というのは、体内の過剰なブドウ糖を「筋肉という工場」が消費しきれなくなってきたために起こる現象なのです。

わたしたちが摂った食事はブドウ糖に分解されて血液に入ります。血液中のブドウ糖はインスリンの働きによって筋肉に送られます（一部は肝臓に送られてグリコーゲンとしてストックされます）。そして、そのブドウ糖が「筋肉という工場」において加工処理され、エネルギー源として使われていくわけです。このとき、筋肉量がたくさんあれば、それだけたくさんのブドウ糖を消費できることになります。だから、筋肉という工場がいっぱいあって、入ってくるブドウ糖をどんどんエネルギーに変えているような状態であれば、ブドウ糖が多少増えても問題は起こらないのです。

でも、年々筋肉量が減って工場が少なくなってしまったらどうなるでしょう。工場が減ったのに相変わらずたくさんのブドウ糖が入ってくれば、当然ブドウ糖を消費しきれなくなってきます。言わば、加工処理をできる工場が少ないのに、原材料だけは次々に入ってくるようなもの。筋肉や血液中はもちろん、体内各地にブドウ糖という原材料があふれかえることになります。さらに、こうした状況が続くと、原材料を工場へ仲介する役のインスリンがだんだん機能しなくなり、インスリンを分泌する膵臓もあまりの過剰労働に疲れ果ててしまうことになります。こうしてインスリンの分泌が低下し、消費しきれないブドウ糖があふれ、血糖値がどんどん上がって糖尿病の症状が進んでいってしまうわけです。

糖尿病が増加の一途をたどる背景には、筋肉量減少という大問題が隠れているのです。先ほど、50代、60代になると糖尿病患者が増えると申し上げましたが、これもこの年齢になると筋肉量低下が進んで工場数が少なくなってくるのが影響しているといっていいでしょう。

ですから、**糖尿病になりたくないなら、筋トレに励んで筋肉量を減らさないようにしていくことが大切。**それと、筋トレとともにウォーキングなどの有酸素運動にも力を入れるようにしてください。くわしくは次の項目で述べますが、両者を並行して行っていけば、筋肉という工場内の処理能力が高まって、「ブドウ糖を消費する力」をより高めていくことができるはずです。

もちろん、食事面での改善も忘れてはなりません。なかでも糖質の過剰摂取に気をつけて「工場に入ってくるブドウ糖」を減らしていくことが必須となります。要するに、食事面に注意して「工場に入ってくる量」を減らし、筋肉をつけて「工場で使われる量」を増やしていけばいいということ。ブドウ糖のインとアウトのバランスを大きく崩さないことが肝心なのです。ぜひみなさんも食事だけでなく筋肉量にも注意を払いながら、糖尿病を予防していくようにしてください。

21

筋トレとウォーキングの両方をやっていると「工場の生産性」が上がって多くの病気を防げるようになる

何度も申し上げますが、筋肉は人体における「工場」です。この工場が体を動かすエネルギー、内臓を働かせるエネルギー、心身に活力をもたらして活動度を引き上げるエネルギーを生み出しているのです。

つまり、元気で生きられるかどうかは、この工場でどれだけエネルギーがつくられるかで決まってくるようなもの。私は、人間がさまざまな病気を遠ざけて健康的で活動的な毎日を送っていくには、この工場の〝生産性〟をどれだけ引き上げられるかがカギとなると考えています。

なお、この生産性を自分の努力で引き上げられる手段がふたつあります。

ひとつは、もちろん筋トレです。

筋トレをすれば、工場の数も増えるし、体において工場が占める敷地面積が拡大します。工場の規模が拡大すれば、当然、より多くのエネルギーが生み出されることになります。これにより、工場の生産性が上がって健康度や活動度を向上させていくことになるわけですね。

もうひとつの生産性を上げる手段は、ウォーキングなどの有酸素運動です。こちらは工場の生産効率を引き上がるのに欠かせません。

たとえば、ウォーキングを行っていると毛細血管が増えてくるのですが、これは筋肉という工場において輸送パイプラインが整備されるようなもの。毛細血管というパイプライン網が整うと、各種原料や生産したエネルギーをスムーズに出し入れできるようになります。こうした輸送ラインの整備は、生産効率をよくしていくうえでものすごく大きな意味を持ってきますよね。

さらに、ウォーキングを続けていると、筋肉細胞内のミトコンドリアが毛細血管の近くに移動してくるようになります。ミトコンドリアは、工場内のエネルギー生産の要《かなめ》となる燃焼機関のような存在です。この燃焼機関がパイプライン近くで稼働するようになると、酸素やブドウ糖などの原料も入れやすいし、生産したエネルギーをすぐにパイプラインに乗せて送り出せることになります。

このように、ウォーキングなどの有酸素運動を行っていると、工場のシステムがより整備されて、生産ラインがたいへん効率よく回転していくようになるのですね。だから、筋トレとウォーキングを両方とも行っていれば、工場も増えるし、それらの工場の生産効率もどんどん上がっていくことになります。これにより、生産性が大きく引き上げられ、健康的・活動的に生きるためのエネルギーが次々に生み出されていくようになるわけです。

ですから、**「どちらか一方」ではなく、筋トレとウォーキングの両方とも行っていくことが大事なのです。**

これまでも紹介してきたように、筋トレは運動機能や体力の低下を防ぐことにつながります。そのほか、疲れやすさ、だるさ、冷え性、腰痛、ひざ痛、骨粗しょう症など、多くのトラブルを防ぐのに役立ちます。また、ウォーキングなどの有酸素運動は、代謝系・動脈系の低下を防ぐことにつながります。**脂肪燃焼を促して肥満予防に役立ちますし、血管を柔らかくして動脈硬化予防にも役立ちます。動脈硬化が防げれば、脳卒中や心筋梗塞のリスクも減るでしょう。そのほか、血圧を安定させる効果、血流をよくする効果、心肺機能を高める効果なども期待できます。**

ですから、このふたつを習慣にしていれば、そうそう病気に悩まされることはなくなるのです。私は、筋トレやウォーキングで体のなかの工場がうまく回転し始めると、「健康を支える力」「病気を防ぐ力」もうまく回り出すようになると考えています。ぜひみなさん、ふたつの運動を両輪として、健康をキープする力、病気を防ぐ力を存分に引き出していくようにしましょう。

22

高齢になったときに転倒骨折しないようにいまから鍛えておくべき筋肉トップ5とは？

筋肉を衰えさせてしまうことで起こるトラブルはたくさんありますが、多くの人がいちばん恐れているのは、やはり「転倒骨折」ではないでしょうか。高齢になってからの骨折は致命的。骨折をきっかけに寝たきりになってしまったり認知症が進んでしまったりするケースも少なくありません。

では、年をとってからそういうハメに陥らないようにするには、どの筋肉をつけておけばいいのでしょう。転倒骨折を防ぐためには、いまのうちから、どことどこの筋肉を優先的に鍛えておいたほうがいいのでしょうか。

まず、みなさんに知っておいていただきたいのは、人間には「衰えやすい筋肉」があるという点です。

とくに衰えやすいのは、「大きい筋肉」です。筋肉組織は「たくさんあるところ」から減っていく傾向が高いのですね。

しかも、大きい筋肉のほとんどは体の荷重を支えるために重要な役割を担っています。こうした筋肉の割合が減ってくれば、体を支える力が弱り、姿勢を維持できなくなったり歩けなくなったりといった事態に発展してしまいます。ですから、ポイントとしては「大きな減りやすい筋肉」に狙いをつけて鍛え、できるだけ減らさないようにしていく必要があるわけです。

では、この点を踏まえたうえで、「ここを衰えさせてしまうと先々転倒骨折の危険が高まるから、いまのうちに鍛えておいたほうがいいよ」という筋肉を挙げていくことにしましょう。優先的に鍛えてほしい「トップ5」は次の通りです。

①大腰筋

いちばんに優先していただきたいのは大腰筋です。この筋肉は体の奥底にあるインナーマッスルで、背骨と左右の大腿骨とをつないでいます。言わば、体の上半身と下半身とをつないでいる大黒柱のような存在。まっすぐの姿勢をキープしていられるのも、足を上げたり足を前へ踏み出したりして歩くことができるのも、この大黒柱がしっかりしていればこそ。大腰筋はわたしたちが生命活動を行ううえでもっとも重要な筋肉といっていいでしょう。

そもそも、人間が直立二足歩行を成し遂げることができたのは、大腰筋が発達したおかげだともいわれています。逆に言えば、この筋肉を減らしたり弱らせたりしてしまうと、直立二足歩行による活動が難しくなってくるということ。**だから、歩けなく**

なったり、寝たきりになったりという状況を避けたいのであれば、絶対にこの大腰筋を衰えさせてしまってはいけないのです。

大腰筋は体の奥深くにあるため、なかなか〝大腰筋だけを狙って〟トレーニングをするということができません。ただ、スクワットやもも上げ、しこ踏みなど、下半身をトータルに鍛えるトレーニングを行っていけば十分にキープすることができます。日々下半身を鍛えて、体の大黒柱を弱らせることのないようにしていきましょう。

②大腿四頭筋・ハムストリングス（太ももの筋肉）

太ももの前側にある大腿四頭筋は、人体のなかでもっとも大きくて分厚い筋肉です。先ほど述べたように大きな筋肉は量が減りやすく、大腿四頭筋は「落ちやすい筋肉の代表選手」といえるでしょう。また、お尻から太ももの裏側にかけてのハムストリングスも同様に筋肉量が低下しやすい筋肉。**実際、太ももの断面積は80歳になると、30歳時の3分の1ほどに減ってしまうとされています。**人間が安定的に歩行をするには、太ももの前と後ろの筋肉がしっかり上半身の重みを受け止めていなくてはなりません。これらの筋肉が落ちてくると、てきめんに歩行が不安定になり、ひざ痛などのトラブルにも見舞われやすくなってきます。

ですから、普段から意識して鍛えておくべきなのです。スクワットやもも上げなどを習慣にして、できるだけ太ももの筋肉を落とさないようにしていきましょう。

③腹直筋（おなかまわりの筋肉）

優先して鍛えたい筋肉の3番手は腹筋です。**最近、体幹トレーニングがはやっているようですが、腹筋はまさしく体幹部で体を支えている筋肉。**なかでも、正しい姿勢を保ち、体の動作を安定させるには、おなかのセンターラインにある腹直筋をしっかりさせておくことが重要となります。

転ばないようにするには歩行時のブレを少なくする必要があり、それには体のセンターラインを安定させることが欠かせません。普段行う筋トレにも、なるべく腹筋を鍛えるメニューを入れていくようにしましょう。

④ふくらはぎの筋肉

先の項目でも紹介したように、ふくらはぎの筋肉は血液や疲労物質を上半身へ戻すポンプの役割を果たしています。また、歩行時の蹴り出す力を生み出すのもふくらはぎの筋肉。**ふらつかずに安定的なスピードを維持するのにも重要な働きを担っています。**逆に言えば、この筋肉が落ちてくると、歩行スピードが落ちて歩行が不安定になってくるということ。いまのうちから意識して鍛えておくようにしてください。

⑤上肢の筋肉（背筋や上腕の筋肉を含む）

上半身の筋肉が弱ってしまっていたら、転んだときにとっさに身を守ることができません。**上半身の筋肉は、下半身に比べれば減少率が小さいのですが、だからといって放っておいていいわけではありません。**上腕二頭筋などの腕の筋肉、背筋や肩の筋肉も落とさないように気をつけておくようにしましょう。

全体のバランスとしては、普段は1番手から3番手までを優先したメニューをやっておいて、時間や余裕があるときは、4番手、5番手もプラスするくらいに考えておくといいでしょう。そうすれば日々「転ばない力」がついて、80歳、90歳になってもしっかりした足取りで歩ける体をつくっていけるのではないでしょうか。

23

認知症になりたくないなら筋肉を動かしておきなさい

筋トレやウォーキングなどの運動は、認知症を予防するのにも役立ちます。もう、そう言ってしまってもいいでしょう。

近年、世界各国で「運動習慣に認知症を予防する効果があるかどうか」の研究が進められています。そうした多数のエビデンス（検証）を総合すると、胸を張って「効果がある」と断言するのには、少し時期尚早かなという面もあります。でも、「もう『効果がある』って言ってしまってもいいのではないか」というくらい多くの状況証拠が出そろってきているのです。

どんな研究が進んでいるのか、ちょっと紹介しておきましょう。

筋肉には、体を動かしたり支えたりする以外にも、重要な役割があることがわかってきています。

それは「内分泌器官」としての役割。体を動かすたびに、筋肉からはさまざまな物質が何十種類も分泌されているのです。

たとえば、運動で体を動かすと、筋肉組織からイリシンという物質が分泌されます。そして、このイリシンは分泌されると血液を通して脳へ入っていき、脳内でＢＤＮＦ（脳由来神経栄養因子）という物質の分泌を促すのです。

このBDNFは、脳の神経細胞に対して〝肥料〟のように働くたんぱく質。BDNFが増えると、神経細胞の働きが活性化して、細胞の新生や再生、シナプスの形成が促進されることがわかっています。また、記憶中枢である海馬の働きを高めるという研究もありますし、うつ病やアルツハイマー病を防ぐ作用があることを示唆する研究もあります。BDNFに脳活動を高める働きがあるということは、まず間違いないといっていいでしょう。

ですから、**筋肉をさかんに動かして運動をするようにすれば、イリシンやBDNFがたくさん分泌されて、脳の機能を高めたり認知症を防いだりといったことにつながるのではないか――という可能性が高まっているわけです。**

まあ、まだ最終的な確証が得られているわけではないのですがかなり有力。確証が得られる日もそう遠くはないでしょう。きっと、あと5年か10年も経てば、「ボケたくないなら、筋肉を動かして運動しなさい」といったことが当たり前に言われるようになるのではないでしょうか。

とにかく、筋肉は体を支えるだけでなく、脳のことも支えているのです。筋肉は体の機能だけではなく、脳の機能にも大きな影響を与えているのです。そして、しっかり筋肉を使って運動をしていれば、体が若返っていくだけではなく、脳も若返っていくことになるのです。

少子高齢化の時代、認知症になる高齢者の増加は、いまも大きな問題となっています。ただ、これからはいまよりもっともっと問題の深刻度が増していくと考えられます。2025年には団塊の世代が70代後半に達し、75歳以上の人口が約1900万人にまで膨らむそうです。そうなると、認知症を患う人も爆発的に増えてくることになるでしょう。

みなさんは、こうした時代を迎える準備ができているでしょうか。

誰しもボケたくはありません。認知症になれば、家族にもとんでもない苦労をかけることになるし、寝たきりや要介護になるリスクも高まります。しかしながら、アルツハイマー病に関しては、いまだにこれという治療法が確立されていません。認知症を発症してしまってから慌てても遅いのです。

ならば、打てる手はいまのうちに打っておいたほうがいい。

私は、**認知症を防ぐのに少しでも役に立ちそうなことがあるなら、なるべく早め早**

めに実践に移しておいたほうがいいと思います。運動をする習慣は、当然、いまのうちから「やっておくべきことのひとつ」に入るのではないでしょうか。

将来の不安に対しては、準備をしておくに越したことはありません。運動して筋肉を動かすことが「ボケを防ぐための保険」となりうるなら、いまのうちに保険をかけておくべきなのではないでしょうか。

PART 4

筋肉は美しさを支える！

いくら外側を磨いても
「内側」がしっかり
していなくてはダメ

24

40代になると
お化粧で〝ごまかし〟がきかなく
なるのはなぜ？

「30代のうちはまだなんとかなっても、40代になると〝ごまかし〟がきかなくなるのよ」

そういう声を聞くことがあります。

みなさんお察しのことと思いますが「肌の老化」の話です。

20代の肌は、ハリや質感があってとてもしなやか。肌全体にぴんと張りつめた緊張感のようなものがあります。それが30代になる頃から、ハリや質感、しなやかさが年々少しずつ衰えてくるのです。ただ、それでも**30代のうちはいろいろなお化粧品を総動員すれば、なんとか〝ごまかす〟ことができていた。ところが、40代になると、その〝ごまかし〟さえきかなくなってくるわけですね。**

40代に入ると、次第に肌のあちこちがたるんできたり、ハリがなくなってきたりして、全体にしまりのないだらんとした感じになってきます。そうなると、当然お化粧のノリも悪くなってきます。それに加えて、シワ、カサつき、シミ、くすみといったトラブルまで目立つようになってくる……。こうした〝老化症状〟は、肌の状態がすでにもう「外側からのアプローチ」ではどうにもならない段階にきてしまっているという証拠なのです。

そして私は、**こうした「肌の老化」にも筋肉量の低下が大きく影響していると考え**

ています。

きっと、女性のみなさんはびっくりされることでしょう。おそらく、「筋肉量が落ちてきたのが肌の衰えの原因だなんて初耳だわ」という人が多いのではないでしょうか。

肌の老化の原因としては、よく「紫外線によるコラーゲン減少」「活性酸素による害」「女性ホルモンの低下」などが取り沙汰されています。もちろん、こうした影響も無視することはできません。ただ私は、**加齢とともに進む肌の老化にいちばん決定的な影響を与えているのは「筋肉量低下の問題」と、それに伴う「代謝力低下の問題」だと考えているのです。**

その理由を説明しましょう。

そもそも、皮膚は体を包んでいる組織です。筋肉、脂肪、内臓、骨などが皮膚によってくるまれているわけですね。なかでも筋肉は皮膚のすぐ下にあり、筋肉を動かせば皮膚も動くといったようにほとんど連動しています。では、この筋肉の量が落ちてきたらどうなるでしょう。中身の筋肉が落ちてくれれば、当然、外側をくるんでいる皮膚にも影響が出てくると思いませんか？

前にも述べたように、筋肉量は20代をピークとして、その後は年１％、10年10％の割合で落ちています。これは、30代になると筋肉量が10％落ち、40代になると20％落ちるということ。20代のときに１００％あった筋肉が、40代になると80％になってしまうことになります。

要するに、**１００％詰まっていた中身が80％に減ってしまうわけです。そうすれば外側をくるむ肌の皮は余ってしまうことになります。**で、その余った分がどうなるかというと、たるんだりシワになったりするのです。また、パンパンに詰まっていたはずの中身が20％も減るわけですから、当然ながら肌の緊張感や質感も失われてくるでしょう。つまり、40代を過ぎて筋肉が減ってきてしまうと、その影響が肌に現れてきて、だんだんお化粧では〝ごまかし〟がきかなくなる……。考えてみれば、とてもシンプルな理屈だと思いませんか。

それに、筋肉量が低下すると、てきめんに代謝力が低下してきます。

筋肉は体の工場ですから、30代、40代になって工場数が少しずつ減ってくれば、体内でエネルギーが生み出される力もじわじわ低下してくるわけです。そうすると、体内の細胞が新陳代謝を行う力も落ちてきます。肌の場合でいえば、「ターンオーバー」と呼ばれる表皮細胞の生まれ変わる力が衰え、次第に活力が失われてくるようになるのです。つまり、**筋肉量が落ちると細胞の代謝力も落ちて、肌に勢いがなくなってきてしまうのですね。**

そして、このように肌に活力や勢いがなくなってくれば、当然ながら若い頃には感じなかったハリのなさ、たるみ、シワなどのトラブルが表面化してくることになります。しかしながら、表皮細胞の代謝力が衰えてきてしまうと、だんだんこうした問題を解決することができなくなってくる。とりわけ40代以降になると、肌細胞の勢いが弱ってきて、もうこれらの問題をなんとかしようという力さえ残されていないような状態に入ってくるわけです。

このように考えると、40代になるとお化粧で〝ごまかし〟がきかなくなってくるのも当たり前だと思いませんか？　肌の老化は、筋肉量の低下と歩みを合わせて進んでいくもの。**若々しい肌の輝きは、筋肉の減少によって失われていくと言っても過言ではないのです。**

では、40代、50代になっても年齢に逆らって美しい肌をキープしたい場合は、いったいどうすればいいのか。

そう。筋肉を落とさないように日々トレーニングをしなくてはなりません。しかも、筋トレと有酸素運動の両方を並行して行うことが不可欠です。筋肉量をキープするには筋トレが必要であり、肌細胞の代謝力をキープするにはウォーキングなどの有酸素運動が必要。これらの運動を継続していけば、ハリや質感のある美しい肌をキープしていくことができるでしょう。

みなさんも覚えがあると思いますが、同窓会などに出席されると、「同い年のはずなのにどうしてあんなに肌がきれいなの？」という人がいるでしょう。そういう人は必ず運動を習慣にしているはず。**外側だけじゃなくて、筋肉をつけて中身のほうもしっかりケアしているからこそ、美しい肌を維持していられるのですね。**前の章で例に挙げた郷ひろみさんや松田聖子さんも、美魔女といわれる40代、50代も、ハリウッドのセレブリティもみんなそう。

年をとっても輝いている人は、美しさを保つために何が必要なのかをよく知っています。そして、みんなちゃんと運動をがんばっているのです。

25

筋肉は土台
土台がやせてしぼんでいたら
外側をケアしても意味がない

女性にとって筋肉は「美しさをつくる土台」なのではないでしょうか。

家は土台がしっかりしていなければ、どんなに外側をきれいにしていても意味ありません。地震や台風でもくれば、とたんにもろさや弱さが露呈してぺちゃんこに倒壊してしまうかもしれません。

肌や体の美しさも同じです。土台が頼りないと、外側も頼りなく不安げに見えてしまいます。それに、筋肉という土台がやせ細ってきてしまうと、たとえ外側を取り繕っても次第にカバーできなくなってきます。前の項目でも述べたように、40代、50代くらいになって土台がしぼんでくると、外側からのケアではもはや手の打ちようがなくなってくるのです。

私は、**筋肉の落ちた肌や体は「時間が経ってしぼんできた風船」に似ている**と思います。風船って、最初ふくらませたときはパンパンに空気が入っていて、ポンポンと小気味よく弾みますよね。でも、時間が経つと、いつのまにか空気が抜けてきてしぼんでしまいます。弾まなくなるのはもちろん、風船のあちこちにシワやたるみができてくるようにもなります。

つまり、同じことが肌や体にも当てはまるのです。**ハリや質感を維持するには、そ**

の土台に〝ふくらみ〟があることが必要不可欠。筋肉という〝ふくらみ〟がなくなってくると、外側もしぼんできて、シワが寄ったりたるんだりといった問題が起こってくるようになるわけです。

そもそも筋肉は「紡錘形《ぼうすい》」といって、まんなかがふくらんで両端が細くなったかたちをしています。いちばんふくらんでいる部分の厚さを「筋幅《きんぷく》」と呼ぶのですが、この筋幅にある程度の厚みがないと、肌や体はきれいに見えません。代表的なのが二の腕の上腕二頭筋やふくらはぎの腓腹筋《ひふくきん》です。ハリがあって引き締まった二の腕やふくらはぎはとてもきれいに見えるもの。あのプリッとしたふくらみがポイントになっているわけですが、**ああいう美しさは土台の筋肉にそこその筋幅がないと維持できないのです。**

みなさんのなかに「40代、50代になったら、ノースリーブが着られなくなった」という方はいらっしゃいませんか？　20代、30代の頃は二の腕を露出して街中を闊歩していたけれど、最近は二の腕がぷよぷよして下側がだらんと垂れてきたり、二の腕にシワが目立ってきたりして、とても人様にお見せする自信がなくなってきた……というわけです。

これはまさしく二の腕の筋肉量低下が進んで中身がしぼんできたために起こる現象。太めの人の場合は、筋肉がやせ細った代わりに脂肪がついて、たるんで垂れてくるようになりますし、やせた人の場合は、筋肉が細った分、皮が余ってシワが寄ってくるようになります。二の腕の筋幅が落ちてきたために、ハリや質感を維持できなくなってしまったわけですね。

私は、筋肉のふくらみは人間の体を美しく見せるのに欠かせない条件のひとつだと考えています。ふくらみのある筋肉は、女性らしい〝やわらかで優美な曲線〟を引き立てる役目も果たしています。肌の内側に「中身がしっかり詰まっている感じ」「土台がしっかりしている感じ」があるということは、周りから美しいと思われるためにはかなり重要な要素なのではないでしょうか。

ハリがあって質感のある美しさは「筋肉という土台」があってこそ保たれるもの。みなさんもしっかり筋肉をキープして中身をしぼませないようにしていきましょう。そして、40代、50代、いや、60代になってもノースリーブが着られるようなボディをつくっていくようにしてください。

26

30代、40代で太ってきたならもう「劣化の黄信号がついた」と思ったほうがいい

先の章で「劣化」という言葉を取り上げました。女性のなかには「外見の『劣化』を防げるなら、どんなことだってがんばれる」という人も多いでしょう。

でも、決して脅かすわけではないのですが、**もしみなさんのお年が30歳以上であれば、「劣化」はとっくにスタートしていて、日々じわじわと進んできている**のかもしれません。

「何を証拠にそんなことを言うんだ」という方もいらっしゃるかもしれません。「そもそも『劣化』が進んでいるかどうかってどうやってわかるのよ？」という方もいらっしゃるでしょう。

では、その疑問にお答えしましょう。

みなさんは30代、40代になってから「最近太りやすくなってきた」「少し食べただけでも体重が増える」「いままでと同じ量しか食べてないのに太るようになった」と感じたことはないでしょうか。

もし心当たりがあるなら、「劣化」はすでに現在進行形の状態にあるといっていいでしょう。なぜなら、**「太りやすくなった」「やせにくくなった」というのは基礎代謝が落ちてきたという証拠**。そして、基礎代謝の低下は筋肉量低下が進んでいる証拠であり、「劣化」が進んでいる証拠でもあるのです。

何度も繰り返すようですが、筋肉は活力エネルギーを生み出す工場。工場の数が少なくなると生産されるエネルギーが減って、これにより基礎代謝がグッと落ち込むことになります。

基礎代謝というのは「何もしていなくても体が勝手に消費するエネルギー代謝」のこと。工場がたくさんあって基礎代謝が高ければ、脂肪が燃えやすくやせやすい状態を維持できますが、工場が減って基礎代謝が低下してくると、脂肪が燃えにくくなって、やせにくく太りやすい方向にシフトしていくことになります。つまり、年々筋肉が減るのと反比例するように太りやすくなっていくということ。筋肉量が減って基礎代謝が落ちてくれれば、若い頃と同じ分量しか食べていなくても、基礎代謝が落ちた分だけ太ってしまうことになるわけですね。30代、40代になって「太りやすくなった」「やせにくくなった」と感じるのは、こうした代謝の規模縮小がかなり進んできているという証しなのです。

そして、**エネルギー代謝の規模縮小が進めば、肌細胞の活力も衰えてきて、肌がたるんできたり、シワやくすみが増えてきたりといったトラブルが発生しやすくなりま**

す。すなわち、基礎代謝が落ちると美容面でもダイエットでも〝勢いが落ちていままでと同じようにいかなくなる〟ことが多くなり、体のあちらこちらでずるずると「劣化」現象が進行していってしまうことになるわけです。

ですから、**30代、40代で太ってきたなら、もうそれは「劣化」の黄信号が点滅しているサインと思ったほうがいいでしょう**。

この進行を避けたいならば道はひとつ。筋肉をつけて基礎代謝のレベルを引き上げていくしかしかありません。黄信号がついた時点で筋トレなどの運動を始めれば、「劣化」の進行を抑えて再び青信号に戻すことができるでしょう。反対に、黄信号がついているのに何の手も打たずにいれば、「劣化」はどんどん進んで赤信号点灯を許してしまうことになるでしょう。

私は、この黄信号で立ち止まってちゃんと対策を打てるかどうかが、女性の美容にとってかなり大きな転換点になるのではないかと思っています。黄信号をスルーしてしまってはいけません。ぜひみなさん、筋肉量低下、代謝低下のサインを見逃さず、運動を行って「劣化」の進行を食い止めていくようにしてください。

27

もしかしてあなたも「サルコペニア肥満予備軍」になっている!?

30代以降、なんの手も打たずにいれば筋肉量はじわじわと減っていきます。そんなに筋肉量が減っていれば、常識的に考えれば「筋肉が落ちた分だけ体重が減る」のが普通ですよね。ところが、多くの場合、体重は減りません。減るどころか、体重が増えてくるケースがほとんど。みなさん、どうして筋肉が落ちているのに体重が減らないのかわかりますか?

それは、脂肪が増えているからです。

年々筋肉が減っていても、それを上回るペースで脂肪が増えていれば、当然ながら肥満が進むことになります。筋肉量が減ると代謝がダウンして太りやすくなりますから、それも脂肪蓄積を加速させる要因となります。なかには、大量に筋肉が減る一方で脂肪量がどんどん増えて、まるで筋肉と脂肪の占有比率が逆転してしまったのではないかというくらい病的な状態に進行してしまうこともあります。

それが「サルコペニア肥満」です。

みなさんは耳にしたことがあるでしょうか。「サルコペニア」というのは、加齢などにより筋肉量が大幅に減少してしまう状態のこと。つまり、「筋肉量減少」と「肥満」というふたつの病態が合体したのが「サルコペニア肥満」。そして、この**サルコペニ**

ア肥満になると、疾病リスクが大きく高まって、寝たきりや要介護につながりやすくなることがわかっているのです。

サルコペニアが進めば、体力が低下したり、疲れやすくなったり、腰痛になったりといった問題が起こり、運動機能・生活機能が著しく低下します。転んで骨折でもしたら、そのまま寝たきりへ直行ということにもなりかねません。しかも、そのうえ追い打ちをかけるように、肥満のリスクが重なってくるのです。心筋梗塞、脳卒中などの動脈硬化系疾患、高血圧、糖尿病、脂質異常症……余分な脂肪を貯め込んでしまうとろくなことにならないのはみなさんよくご存じですよね。要するに、「サルコペニアのリスク」と「肥満のリスク」が合わさると、とんでもなく疾病リスクの高い危機的状況を招いてしまうことになるわけです。

なお、サルコペニア肥満は、次のような基準によって診断されます。

①筋肉量の割合が、男性で27・3％未満、女性で22・0％未満

②BMI［体格指数：体重（kg）÷身長（m）÷身長（m）］が25以上

この両方を併せ持つ人が該当者となるわけです。もっとも多いのは、40代、50代で肥満やメタボを抱えている人たちが、60代以降サルコペニアを進ませてしまってサルコペニア肥満となるパターン。このため、サルコペニア肥満は60代、70代に多い傾向があります。

ただし、40代、50代の方も油断はできません。40代、50代で筋肉量の減少に対して何の手も打っておらず、なおかつ、「以前よりも太ってきた」「やせにくくなった」という自覚があるなら、もうそれだけで「自分はサルコペニア肥満予備軍だ」と思ったほうがいいでしょう。**そのままなんの対策もしなければ、年々筋肉量減少が進むのは目に見えていますし、代謝も落ちますから肥満も改善しない可能性が大きいと考えられます。**ですから、心当たりのある方は、「このままでいたら、いずれサルコペニア肥満になって多くの病気に苦しむことになる」というくらいの危機感を持っておいたほうがいいかもしれません。

あと、もうひとつ気をつけておいていただきたいのは、**サルコペニア肥満では「一見そんなに太っているように見えない」「見た目は以前とそんなに変わらない」のにもかかわらず、病態が進んでいる場合がある点です。**要するに、明らかな肥満の人だけでなく、「ちょっとぽっちゃりめ」「少しふくよか」というくらいの人でも十分に該当する可能性があるんですね。

なぜなら、**外見はそんなに太って見えなくても、中身は脂肪だらけというパターンがある**からです。先ほども述べたように、筋肉量が減ったのに、体重が変わらない人は多いもの。筋肉の量が減って空いたスペースに、入れ替わるように脂肪が入り込んでくるから、体重も体型もさほど変わらないわけです。でも、そういう「入れ替わり」を何度も何度も繰り返していたらいったいどうなることでしょう。そのうちに「見た目はそんなに変わっていないのに、中身を見たら筋肉がやせ細って、ほとんど脂肪ばかりだった」ということになってしまいますよね。

で、こうしたパターンで自分でも気づかないうちにサルコペニア肥満を進ませてしまう人も少なくないのです。しかも、このパターンに陥るのはほとんど女性ばかり。どうして女性に多いのかおわかりですか?

そう、**無理なダイエットをして「体重減少↓挫折↓リバウンド」を繰り返したあげく、サルコペニア肥満になってしまうパターンが多いからです。**PART1でも述べましたが、食事を厳しく制限するようなダイエットをしていると、体重だけでなく筋肉量も減ってしまい、挫折して食べてしまうと、筋肉が減ったところへどっと脂肪が入ってくることになります。こういうことを繰り返しているから、「筋肉と脂肪の入れ替わり」が進んでしまうことになるわけですね。

さて、みなさんは大丈夫でしょうか。いつの間にかサルコペニア肥満の予備軍になってはいないでしょうか。

とにかく、**重要なのは見た目よりも体の「中身」**なのです。中身の「筋肉と脂肪のバランス」がちゃんと正常になっているかどうか。筋肉量を減らすようなダイエットをしていると、どんどん中身のバランスが崩れて疾病リスクが高い危険な状態へシフトしていってしまいます。当然、寝たきりになったり要介護になったりして命を縮める可能性もグッと高まってきます。

一時の輝きを求め、無理なダイエットに走って命を縮めるか、それとも、筋肉という中身を大切にしながら、長く健やかな人生を送っていくか。もちろんどっちの道を行くべきかの答えはもう決まっていますよね。

女は「中身」こそが大事――ぜひ、このことをしっかり心に刻んでおくようにしてください。

28

「筋肉を度外視したダイエット」
なんて成立しない
やせたいならば
とにかく筋肉を動かしてから！

ここで筋肉とダイエットの関係性をちょっと整理しておくことにします。まず申し上げておきましょう。

健康的にやせたいのであれば、筋トレを行うことが不可欠です。**筋肉をつけずしてダイエットは成立しないといってもいいでしょう。**

みなさんご承知とは思いますが、筋肉を動かさずにラクしてやせようなんていうダイエットは必ず失敗します。とくに、食事制限に頼った減量を行うと、てきめんに筋肉が減ります。筋肉が減ると代謝も落ちて、「やせない」「食べられない」「もう続けられない」という苦しい道にどんどんハマっていくことになります。そんなダイエットが成功するわけがありません。それどころか、体と心をボロボロに壊して、せっかくの美しさを削ってしまうハメになるでしょう。

こうしたダイエットのいちばんの問題点は「筋肉という工場」の存在を無視している点です。筋肉という工場を減らしてしまうとエネルギーを出し入れできる規模が小さくなり、やせるためのエネルギーも縮小してしまいます。すると、やせなくなるのはもちろん、だんだん、疲れてしまって動けなくなってくる。**どんどん体の活力が失われて何もかもが悪い方向へシフトしていってしまうのです。**

もし狩猟採集時代なら、筋肉を減らしてしまうことは死を意味するも同然です。その時代は筋肉を使ってさかんに動き回り、自分で食料を見つけなくてはなりません。筋肉を減らしてしまうのは、動き回れなくなることにつながり、同時にそれは食べられなくなることにつながります。つまり、筋肉を落としてしまうことが、「食べられなくなること＝死」に直結していたのです。

もちろん現代では、自分の足で動き回って食料を探す必要はありません。でも私は、「筋肉という工場を減らしてしまうことが、人の寿命を短くする」という構図自体は大昔もいまも変わっていないと思います。

とにかく、**「筋肉量」と「食べること」とは、人間の生存戦略上、とても奥深いところで結びついている**のです。食べるものを減らせば筋肉量が落ちるし、筋肉量が落ちればどんどん食べられない状況に追い込まれていく……。きっとわたしたち人間は、「ずっと食べていきたい」「ずっと生きていたい」のであれば、絶対に筋肉を減らしてしまってはいけないのでしょう。

このように見ていくと、筋肉を度外視したダイエットがいかに愚かしいことか、いかに人間の生きる摂理に逆らった行為であるかがおわかりいただけるのではありませんか？

ダイエットをするなら、決して筋肉の存在を無視してはいけません。 しっかり筋トレを行って、筋肉という工場の数を維持しながら減量をしていくべきなのです。筋肉量さえちゃんとキープしていれば、多少食事を減らそうともたいした問題は起こりません。減量中は定期的に体組成計で筋肉量をチェックしつつ、くれぐれも筋肉を落とさないように目を光らせていくといいでしょう。

それと、ひとつアドバイスをしておくと、筋トレには代謝を引き上げて脂肪をつきづらくする効果はありますが、「脂肪燃焼効果」はそれほどあるわけではありません。脂肪を燃やして効率よくやせたいのであれば、やはりウォーキングなどの有酸素運動を取り入れ、筋トレと並行して行っていくほうがいいでしょう。

私は、「筋トレ」「有酸素運動」「栄養バランスのとれた食事」を3本の生活習慣の柱とし、これらの習慣をそれぞれキープしながら、焦らず少しずつやせていくのがいちばんいいと思います。そうすれば、体や心をすり減らすこともなく、いつまでも輝く美しい体をつくっていけるのではないでしょうか。

29

筋肉に働きかければ「部分やせ」も不可能ではない？

「二の腕についたぷよぷよの脂肪をとってしまいたい」「おなかのぽっこり感をどうにかして引っ込めたい」――。

そんな〝夢〟を抱いている方もいらっしゃることでしょう。なんとかして「部分やせ」ができないかというわけですね。

一応、お断りしておくと、科学的には「部分やせは不可能」ということになっています。そもそも脂肪組織は全身あちこちに散らばっているもの。たとえ「よし、この部分の脂肪を落とすぞ！」とがんばってみても、結局は全身の脂肪がまんべんなく少しずつ消費されていくということになります。だから、狙ったところの脂肪を部分的に落とすなんてありえない話だというわけです。この点に関しては、私も異論はありません。

ただし――。

筋トレを行っていけば「そこだけが部分的にやせたように見える」という効果は期待していいと思います。

なぜかというと、その部分だけを集中的に鍛えれば、だんだん筋肉がせり上がって脂肪がうすくのばされていくからです。

たとえば、二の腕のだぶついた脂肪を気にしていた人が、上腕中心の筋トレに取り組んだとしましょう。一生懸命やっていれば、上腕二頭筋が少しずつ太くなってきますよね。筋肉はふくらみ部分の筋幅が成長するものなのですが、日々鍛えるうちに筋肉が厚みを増してせり上がってくるわけです。すると、二の腕部分の脂肪はどうなるでしょう。筋肉がせり上がってくるにつれ、そこにあった脂肪がうすく広くのばされていくことになります。また、筋肉のせり上がりが圧力となって周辺部位へ脂肪が押し出されていくことにもなるでしょう。こうした結果、一見、二の腕の脂肪が減って引き締まったように見えてくるわけです。

まあ、あくまでこれは「鍛えた部分の脂肪だけが落ちたように見える」ということであり、ちゃんと〝科学的に〟分析をすれば「やっぱり全身の脂肪がまんべんなく落ちている」ということになります。

ただ、部分やせを熱望する人の多くは、「そんなことはどっちでもいい」とおっしゃるでしょう。**どこの脂肪が落ちていようとも、気になっていた部分が「すっきりやせて見える」ようになれば結果オーライ**なのではないでしょうか。

ですから、〝体を部分的にやせたように見せたい〟のなら、その〝夢〟を叶えることはできるということ。二の腕、おなか、足など、〝気になる部分の筋肉〟を集中的にトレーニングしていけば、そこだけを部分的にすっきり引き締めていくことが可能なんですね。

もちろん、ちゃんと脂肪を減らしていくには、筋トレだけでなく、食事量に注意を払ったりウォーキングなどの有酸素運動を行ったりして、トータル的なダイエットをしていく必要があります。

ただ、ここでみなさんに知っていただきたいのは、筋トレをうまく取り入れていけば、へこませたい部分をすっきりさせたり、強調したい部分をふくらませたりすることもできるんだということ。多少専門的なトレーニング知識も必要になりますが、やりようによっては、**筋トレによって美しいボディラインをつくっていくことも十分に可能**なのです。

実際に、ジムなどでトレーナーつきで筋トレをする人には、そうやってボディメークをしている方が大勢いらっしゃいます。ぜひみなさんも、肉体改造をするようなつもりで筋トレを行い、理想のスタイルを追求してみてはいかがでしょうか。

30

ハリウッド女優やスーパーモデルはなぜ筋肉を大切にするのか

美しさは「中身」で決まってきます。

肌の質感も、ハリやしなやかさも、その内側に「筋肉というマット」がどれくらい敷かれているかで大きく違ってきます。中身にマットがしっかり敷かれていれば若々しい肌をキープできるし、中身のマットがやせ細ってくれば、年々、肌を老化させていってしまうことになるのです。

本当に、年齢に逆らって美しさをキープしていけるかどうかは、すべてはここにかかっているといってもいいのです。

だから、美しさをキープすることに対してどん欲な人は、みんな「中身」を大事にします。

たとえば、ハリウッド女優やスーパーモデルなどの世界的セレブリティには、筋トレを習慣にしていない人はいません。**シンディ・クロフォード、ミランダ・カー、キャメロン・ディアス、マドンナ、レディ・ガガ……思いつくまま名前を挙げても、みんなボディメークのために日常的に筋力トレーニングを取り入れています。**マドンナなどはすでに50代半ばを過ぎていますが、いまだに驚異的な肉体美をキープしていますよね。

彼女たちの多くはパーソナルトレーナーを抱えていて、「筋肉というマット」をどれだけつければ美しい体を維持することができるのか、そのためにはどんなトレーニングをどれくらい行う必要があるのかといったことを綿密にプログラミングしています。そして、そのプログラミングに沿ったトレーニングメニューを日々たゆまず実践しています。だから、40代になっても50代になっても、昔とほとんど変わらないような体型と美貌を維持できているのです。

もちろん、コスメにもお金をかけているでしょうし、美容医療に大金を投じている人もいるのでしょう。しかしながら、彼女たちはみな、**「いくら外側を磨いても、中身がしっかりしていなければダメ」ということを熟知しているのです。**おそらく彼女たちにとっては、「美しさや若さの維持には、『筋肉というマット』をしっかりさせておかなくてはならない」ということは、別に驚くべきことでもなんでもなく、ごく当たり前の常識なのでしょう。

言わば、筋肉は〝美しさや若さの下地〟のようなもの。世界的なセレブたちは、その「〝下地〟の力」がいかに大きいかということがわかっていて、「筋肉の力」に対して絶大な信頼を置いているのです。

日々トレーニングを怠らなければ、筋肉は決して裏切りません。トレーニングで「筋肉の力」を引き出していけば、それに伴って美しさや若さが着実に磨かれていくことをみんな経験的にわかっているのです。

私は、ある意味、美しさや若さをキープするいちばんのカギは「教養」なのではないかと思っています。

どういうことなのかというと、もし「美容や若返りに対して筋肉がこんなにも大きな力を持っているんだ」ということを知識として知らなければ、たぶんその人は筋トレを行うこともないまま、みすみす衰えていってしまうことになりますよね。でも、同じその人がそのことを知識として知っていれば、〝よし、この力を引き出してもっときれいになってやろう〟という気になってくるのではないでしょうか。

つまり、**「筋肉をつければ、美しさや若さを維持できるんだ」「アンチエイジングには筋トレが不可欠なんだ」といった知識があるかないかが、ひとつの大きな分かれ目になる**ということ。すなわち、ひとつの教養として、「筋肉には自分に役立つ大きな力があるんだ」ということを知っていることが大事なのです。

みなさんは美しさや若さに対する「筋肉の力」を十分にわかっているでしょうか。その「筋肉の力」を自分のために十分に生かしきれているでしょうか。ひょっとして、「〝外側〟ばかりに気を遣って〝中身〟を置いてけぼりにしている」なんてことはないでしょうか。

女性には美容や若返りに関しては努力を惜しまない人が少なくありません。

もし、〝わたしはまだ十分に筋肉の力を生かしきれてない〟と思うなら、いまからでも遅くはありません。みなさん、ぜひ筋トレを習慣づけて「筋肉の力」を引き出していくようにしてみてください。そして、いつまでも老けることなく「自分らしい輝き」をキープしていくようにしましょう。

PART 5

必要な筋肉をつける！

最低限の努力で
最大限の効果を引き出す
「1日たった5分」の習慣

31

必要最低限の小さな努力で「健康で若々しくなれるレール」に乗ってしまおう

運動というものは続けなければ意味がありません。たとえ、2週間筋トレをがんばったとしても、次の2週間休んでしまえば、体はほぼ元の状態に戻ってしまいます。そうしたらせっかくの努力も水の泡。途中でやめると、ほとんどやった意味がなくなってしまうのです。

健康効果、若返り効果、美容効果――ここまで筋トレをはじめとした運動には多くの効果があることを述べてきました。こうした効果も長く継続することによってはじめて発揮されるもの。ちゃんと地道に続けた者にのみ恩恵が与えられるのです。そして、こうした恩恵を受けるためにも、私はみなさんに運動を生涯続けていってほしいと思っています。

では、ずっと続けていくにはどうすればいいのか。

その答えは簡単。1日に「やらなければならない量」をできるだけ軽めにすればいいのです。

トレーニングは、量が多いと長続きしません。最初からハードルを高くしてしまうのは、いちばんリタイアしやすいパターンです。それに、長い時間きつい思いをするのは誰だって嫌なもの。1日にやるメニューは「なるべく軽め、少なめ」に設定してササッと済ませられるようにしておくほうがいいのです。もっとも、だからといってハードルを下げすぎるのもいけません。とくに筋トレは一定レベルの負荷を筋肉に与える必要があり、負荷が軽すぎるとトレーニングを続けていても効果を上げられなくなってしまいます。

ですから、「効果を上げることのできる最低限ギリギリの量のトレーニング」を日課にして続けていけばいいのです。トレーニングは「量」よりも「継続」のほうがずっと大事。だから、継続性を優先して、量のほうは「これとこれさえやればいい」というミニマムのメニューに絞ってしまおうというわけです。

要するに、「1日にやる量は必要最低限のラインでいいから、その代わりにずっと続けていってくださいね」ということ。私は、長い目で見れば、このやり方がもっとも確実に効果を上げることにつながると思っています。「寝たきり防止」「健康長寿」「若さと美容のキープ」など、もろもろの運動効果を自分の元に招き寄せたいのであれば、1日ほんのちょっとのトレーニングを生涯にわたって続けていくのがいちばん効率的なのです。

言うなれば、必要最低限の努力で「いつまでも健康で若々しく生きられるレール」

に乗ってしまおうというわけですね。

さて、それでは、みなさんに「最低限これとこれだけはやっておいてほしい」という筋トレメニューとはどんなものなのか。絞りに絞ったおすすめのメニュー・プランを紹介しましょう。

【寝ながらストレッチ筋トレ】——毎日、起床後と就寝前に行う

・起床後メニュー

①片ひざ倒しストレッチ（左右10回ずつを1〜2セット）

②両足伸ばしストレッチ（10回を1〜2セット）

・就寝前メニュー

①自転車こぎストレッチ（10回転を1〜2セット）

②かかとお尻つけストレッチ（左右10回ずつを1〜2セット）

【ちょいマジ筋トレ】――左の3種目のうちの2種目を、週3〜5回行う

①しこ踏みスクワット（左右5回ずつ10回を1〜2セット）

大腰筋、太もも・お尻の筋肉、股関節まわりなど、下半身を総合的に鍛える筋トレ

②大腰筋ランジ（左右10回ずつを1〜2セット）

大腰筋、太もも・お尻・ふくらはぎの筋肉などを鍛える筋トレ

③ツイスト腹筋（左右5回ずつ10回を1〜2セット）

腹直筋、腹斜筋、大腰筋など、体幹の筋肉を鍛える筋トレ

少し補足しておきましょう。ご覧のように、「寝ながらストレッチ筋トレ」と「ちょいマジ筋トレ」のふたつを行っていただくプランです。

「ストレッチ筋トレ」というのは、〝筋トレの要素も少しだけ含まれているストレッチ〟だと思ってください。「筋トレ」というほどには、筋肉にかける負荷は強くはありません。ただ、ストレッチ感覚で気軽に行うことができるので、起床後と就寝前に毎日習慣としてやっていれば、曲げ伸ばしの刺激が積み重なって筋肉にもいい効果をもた

らすようになっていきます。
もっとも、「ストレッチ筋トレ」はあくまで〝地ならし〟のようなもの。主役となるトレーニングが「ちょいマジ筋トレ」です。

「ちょいマジ」のネーミング通り、こちらはちょっとだけマジになって取り組んでいただきたい筋トレメニューです。こちらは毎日でなくとも構いませんので、最低でも週3回、できれば週5回は行うようにしてください。3種目を紹介していますが、毎日「ストレッチ筋トレ」で筋肉の〝地ならし〟を行っているのであれば、このうちの2種目を選んで行えばいいでしょう。

すなわち、毎日朝晩ふとんの上で「寝ながらストレッチ筋トレ」を行うようにしておいて、あとは週3日、「ちょいマジ筋トレ」を2種目やれば、最低限のラインをクリアできるということになります。

いかがでしょう。この「ハードルの低さ」なら、ずっと続けていくことができるのではありませんか。

32

毎日「ストレッチ筋トレ」をやっていれば1回2種目の筋トレでも十分

では、「寝ながらストレッチ筋トレ」から順にやり方を説明していきましょう。

「ストレッチ筋トレ」は、朝ふたつ、夜ふたつ行います。起床後と就寝前、パジャマ姿のままふとんの上などで行うようにするといいでしょう。朝のメニューは、筋肉を目覚めさせる格好のウォーミングアップになりますし、夜のメニューは1日の筋肉の疲れを心地よくほぐしてくれるはず。夜の適度なストレッチは、すこやかな眠りをもたらすことにもつながるでしょう。

どれも簡単なトレーニングばかりですが、朝晩続けてやっていれば、大腰筋、股関節、太ももの前側・後ろ側、腹筋、ふくらはぎなどの「日常的に鍛えておきたい筋肉」を効果的に刺激できるようになっています。その日々の筋肉への刺激が、「ちょいマジ筋トレ」の効果をより引き立ててくれるのです。

なお、「ストレッチ筋トレ」を毎日やっているならば、「ちょいマジ筋トレ」は1回2種目でもOK。本来、「ちょいマジ筋トレ」は1回に3種目はやりたいところなのですが、「ストレッチ筋トレ」を習慣づけることで1種目分を浮かせることができると考えていいでしょう。ぜひみなさん、軽々とクリアできるからといって甘く見ることなく、筋肉にしっかり意識を向けながら行うようにしてみてください。

大腰筋と股関節を伸ばすストレッチです。

朝

片ひざ倒しストレッチ

左右各10回×1~2セット

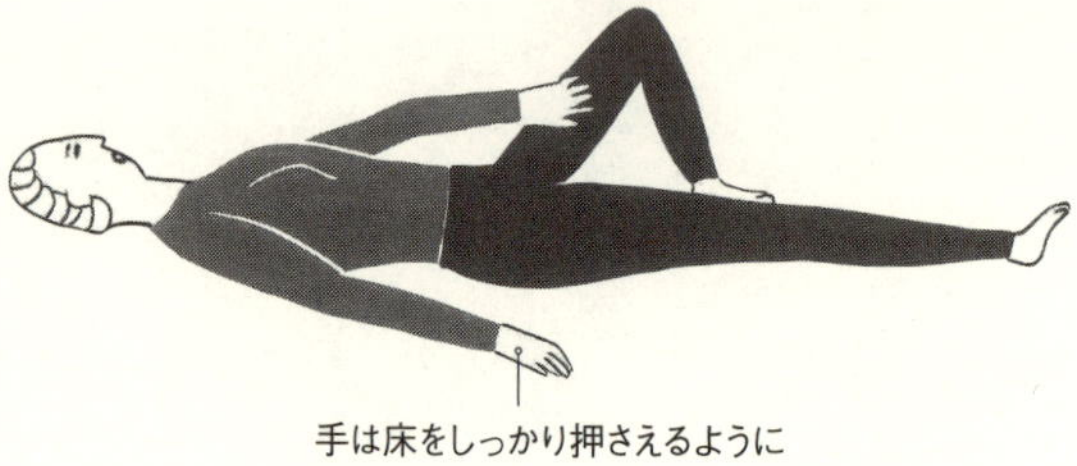

① あおむけになり、片方のひざを立て、片手を太ももの内側に当てる。もう片方の手は床をしっかり押さえる。

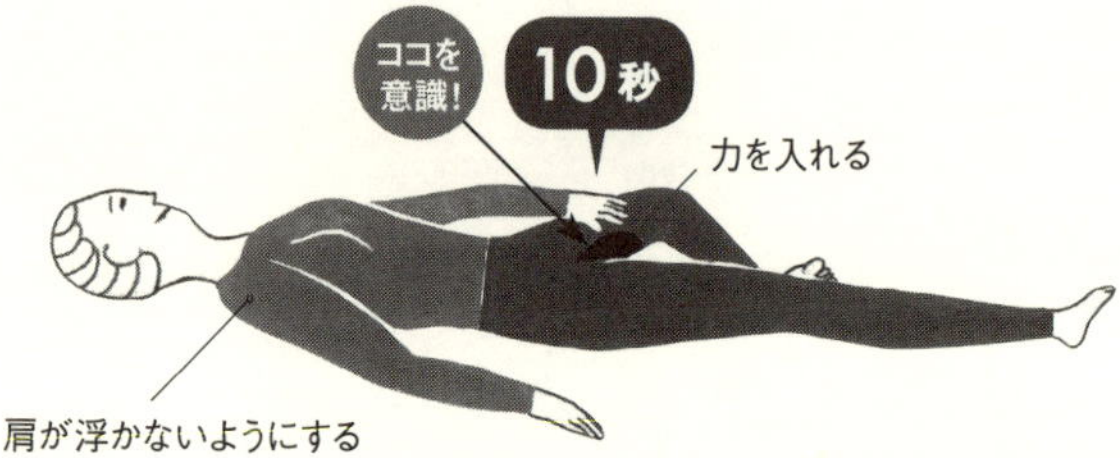

② ひざを曲げたまま足に力を入れながら、外側へゆっくりと倒す。10秒間静止し、ゆっくりと①の姿勢に戻す。これを左右10回ずつ行う。

太ももとふくらはぎを意識しながら、10回繰り返してください。

朝 両足伸ばしストレッチ

10回×1~2セット

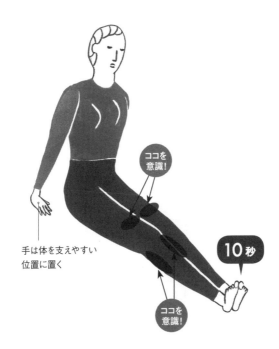

ココを意識！
手は体を支えやすい位置に置く

ココを意識！

両足を伸ばして座る。ひざの上の部分の筋肉とふくらはぎの筋肉にギュッと力を入れて10秒間、静止。その後、ふっと力をゆるめる。この10秒静止を10回行う。

おなかや太ももの前側に力が入るのを意識しながら、なるべくゆっくり足を回しましょう。

10 回転 ×1~2 セット

夜

自転車こぎストレッチ

①

あおむけに寝て、両ひざを曲げた状態で足を少し上げる。

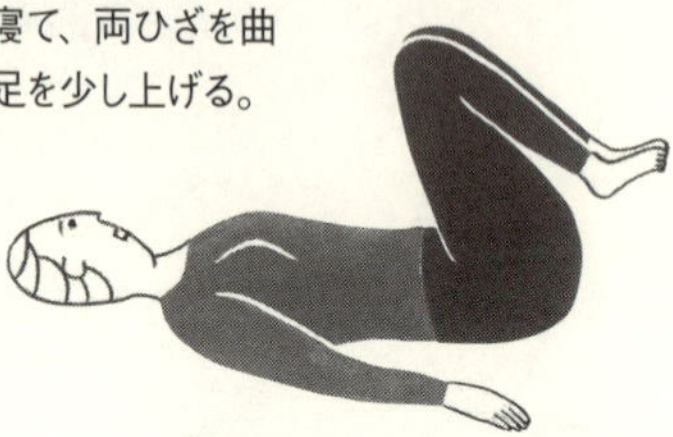

②

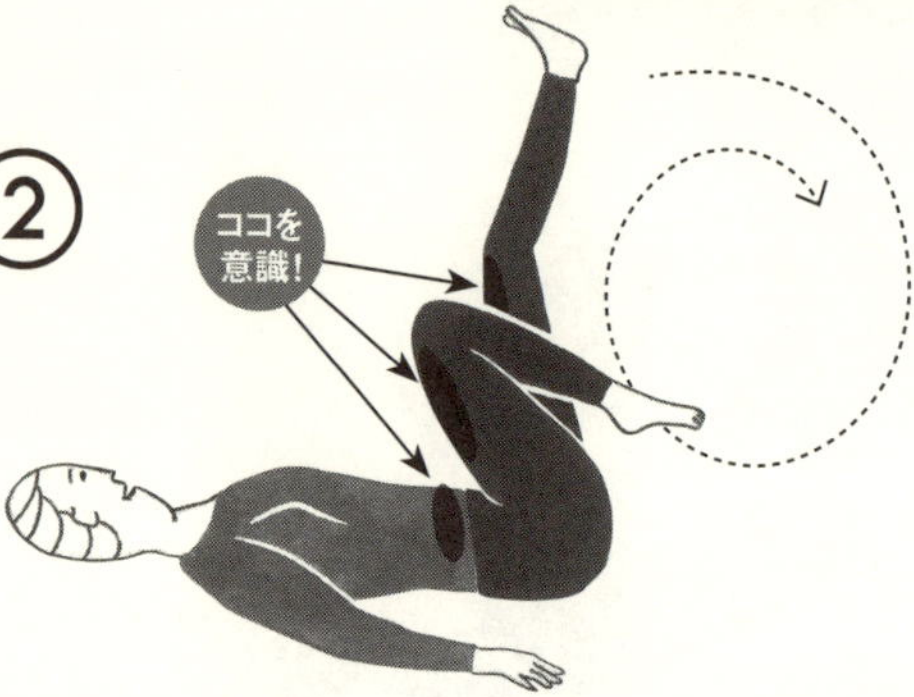

足を上げたままで自転車をこぐようなつもりで左右の足を交互に動かす。これを10回転。なるべくゆっくり行う。

③

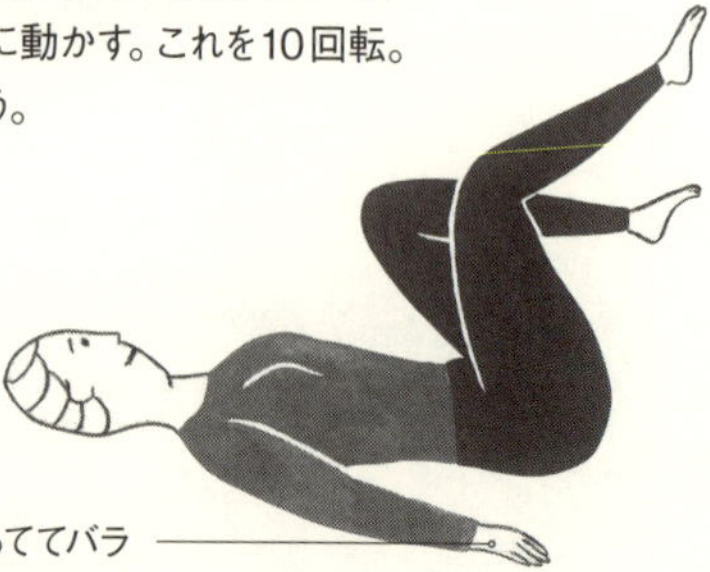

腰に手をあててバランスを取ってもいい

太ももの後ろの筋肉（ハムストリングス）を曲げ伸ばしするストレッチです。

夜

かかとお尻つけストレッチ

左右各10回×1~2セット

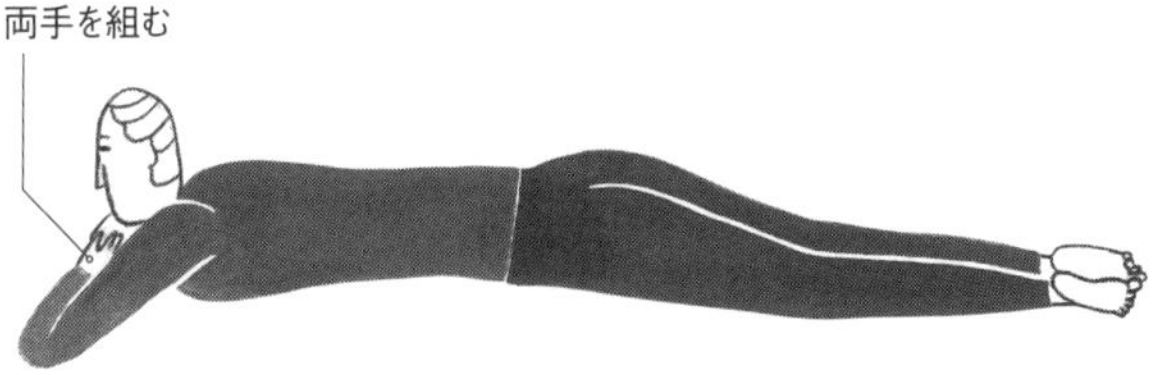

① うつ伏せになり、両手をあごの下で組んで頭を支える。

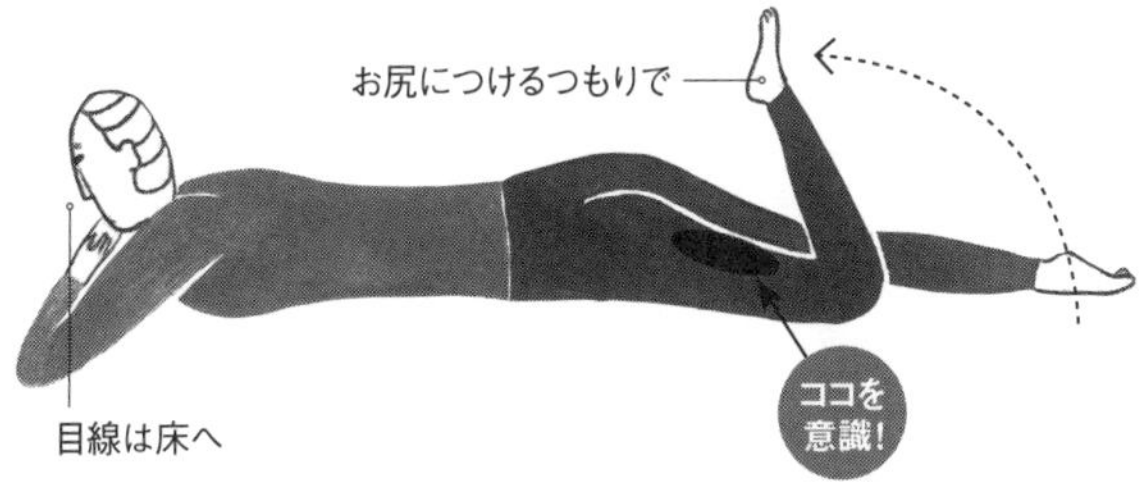

② かかとをお尻につけるつもりで片方のひざをゆっくり曲げる。曲げきったところで1秒間静止。その後、ゆっくりと①の姿勢に戻す。これを左右10回ずつ行う。

33

「しこ踏みスクワット」が大腰筋《だいようきん》を太くする

次は「ちょいマジ筋トレ」のやり方を説明しましょう。

1種目めの「しこ踏みスクワット」は、文字通り「しこ踏み」に「スクワット」の要素をプラスした筋トレ。もともと、「しこ踏み」も「スクワット」も、下半身を総合的に鍛えるトレーニングとして知られています。この「しこ踏みスクワット」は、両者の**〝いいとこ取り〟をしてひとつにしたメニュー**と思っていただいて結構です。

まず、両足を肩幅より少し大きめに開いて立ちます。両つま先は少し外側へ開き、手はひざの上に当ててください。そのまま、相撲のしこを踏むようなつもりで片足をゆっくり大きく上げ、その足を床に下ろします。そして、足を下ろすと同時にゆっくり腰を落としていき、ひざの高さくらいまで沈ませてください。その後はゆっくり元の姿勢に戻ります。もう片方の足も同じように行いましょう。左右5回ずつ、計10回行ってください。

注意点としては、「ひざとつま先を同じ方向へ向けて行うこと」と、「腰を沈ませたときに、ひざをつま先よりも前に出さないようにすること」が大事です。これを守らないと、ひざ関節を痛めやすくなるので気をつけてください。お尻を後ろへ突き出すようなつもりで、背筋をまっすぐキープしながら行うと、ひざが前に出るのを防げるはずです。あと、しこを踏む際はそんなに思いきり力を込めて足を下ろさずともＯＫ。むしろ、バランスを崩さないように気をつけながら、ゆっくりと上げ下ろしするようにしましょう。**しこを踏む際も、腰を沈めてスクワットをする際も、できるだけゆっくり行うほうが筋肉への効果が高まるのです。**

それと、腰を落とす際、深く屈伸するのがつらい場合は、45度くらい腰を沈めるのでも十分です。また、筋力が落ちている方は、足を高く上げすぎるとバランスを崩して転んでしまう危険もあるので、あまり無理をしないようにしてください。不安なら、両手でイスの背などにつかまり、支えにしながら行うといいでしょう。

とにかく、この筋トレは下半身の筋肉強化にうってつけ。とくに深層部の大腰筋を鍛えてくれるので、体の〝大黒柱〟を太くするようなつもりで行ってみてください。ほかにも、太ももやお尻の筋肉、股関節まわりの筋肉などが鍛えられ、歩行をはじめとした体の動作がしっかり安定するようになります。もちろん、寝たきり防止のためにもおすすめ。なるべくなら、1日に行う「ちょいマジ筋トレ」2種目のうち、1種目はこの「しこ踏みスクワット」を選ぶようにするといいでしょう。ぜひみなさん、いちばんの基本メニューとして習慣づけていくようにしてください。

左右各5回×1~2セット

ちょいマジ筋トレ

しこ踏みスクワット

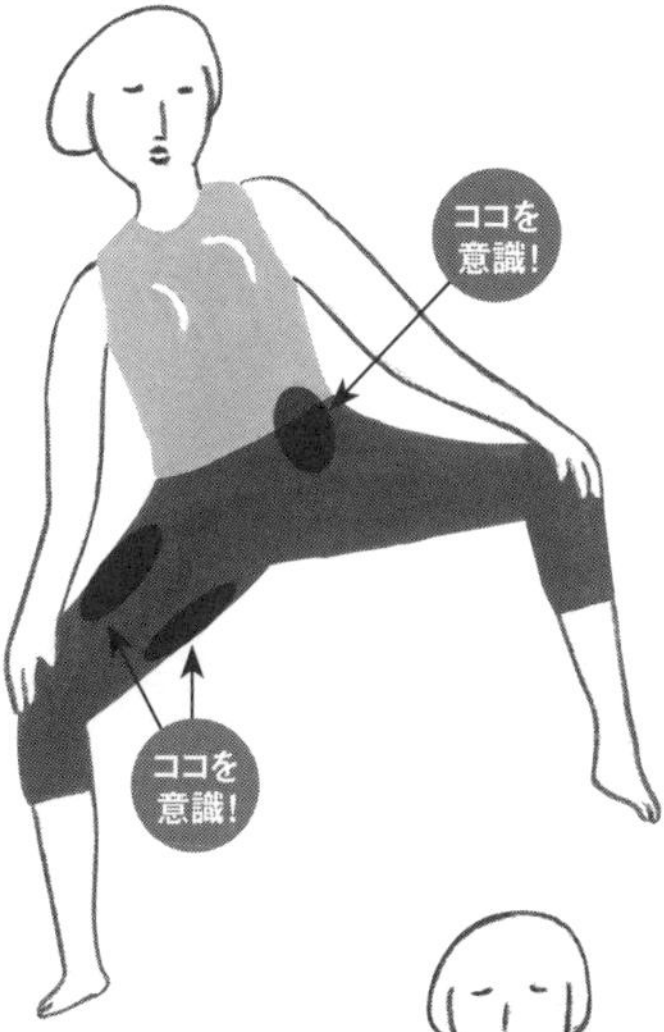

①

ひざとつまさきを同じ方向に開いて腰を沈め、ゆっくり片足を上げる。

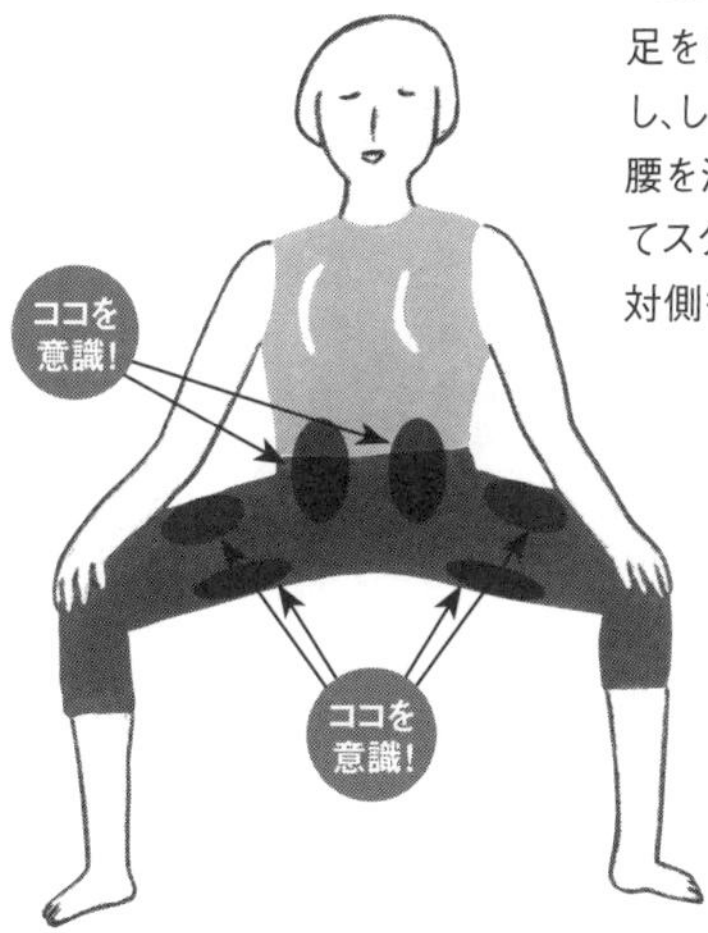

②

足をゆっくり床に下ろし、しこを踏む。その際、腰を深くゆっくりと沈めてスクワットを行う。反対側も同様に。

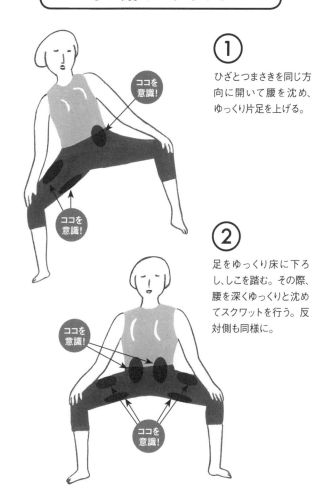

34

「大腰筋ランジ」は下半身をねばり強くしてくれる

「ちょいマジ筋トレ」の2種目めは「大腰筋ランジ」です。このメニューは、上半身も下半身も同時に鍛えることができます。

まず、まっすぐ立った姿勢から、片方の足を前方へ3秒かけてゆっくりと大きく踏み出していきます。踏み出した足のひざを曲げながら腰を落としていってください。また、足を踏み出すと同時に軽く握った両手を前方へ3秒かけてゆっくりと突き出していきます。ひざの角度が90度くらいになるまで腰を落としたら、その姿勢で1秒間静止。その後、3秒かけて足と腕をゆっくり元の姿勢に戻していきます。両腕を引き戻す際は、ひじを後ろへ引いて背筋を収縮させてください。この一連の動きを左右10回ずつ繰り返して終了です。

ここは下半身と上半身に分けて動きのポイントを説明しましょう。下半身のほうは、スクワットと同様に「腰を沈ませたときに、ひざをつま先よりも前に出さない」という点に気をつけてください。また、上体をまっすぐにキープしたままの姿勢で腰を落としていくように注意しましょう。そうすると、上体の荷重が下半身の筋肉にまっすぐかかってくるため、大腰筋、太ももの筋肉、お尻の筋肉などを効率よく鍛えることができるのです。なお、このトレーニングでは、**足を踏み出した際に前後のふくらは**

ぎの筋肉もさかんに使われるため、ふくらはぎを含め、足腰全体をねばり強くしていくことが可能となります。

一方、上半身のほうは〝エア腕立て伏せ〟を行っているようなつもりで力を込めていくのがポイント。両腕を前に突き出す際には、二の腕の筋肉や胸筋を緊張させつつ、「空気という壁」を前へ押し出しているようなつもりで出していくといいでしょう。腕を引き戻す際も二の腕の筋肉や背筋に力を入れて行うようにしてください。これにより、上腕、胸筋、背筋など、上体の筋肉を総合的に鍛えていくことができます。もちろん、〝エア〟でなく、本当に腕立て伏せを行うほうがトレーニングにはなるのですが、下半身の筋肉を使いながら上体を意識して動かしていると、それだけでもかなりの筋トレ効果を得ることができるのです。二の腕の脂肪をすっきりさせたい人にもおすすめですので、下半身のランジとともに、上体の動きを必ずプラスしていくようにしてください。

このように、**「大腰筋ランジ」は、下半身も上半身も一緒に強化していくことができるお得なメニュー。**総合的な筋力アップをはかるためにも、ぜひ積極的に取り組むようにしてください。

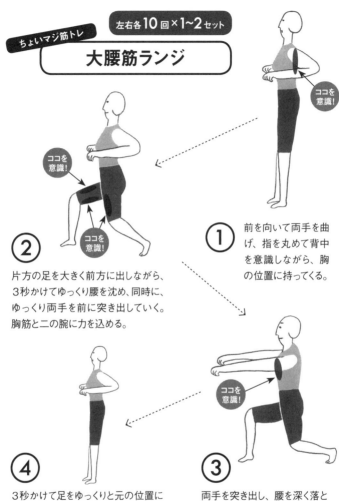

ちょいマジ筋トレ

左右各10回×1~2セット

大腰筋ランジ

①
前を向いて両手を曲げ、指を丸めて背中を意識しながら、胸の位置に持ってくる。

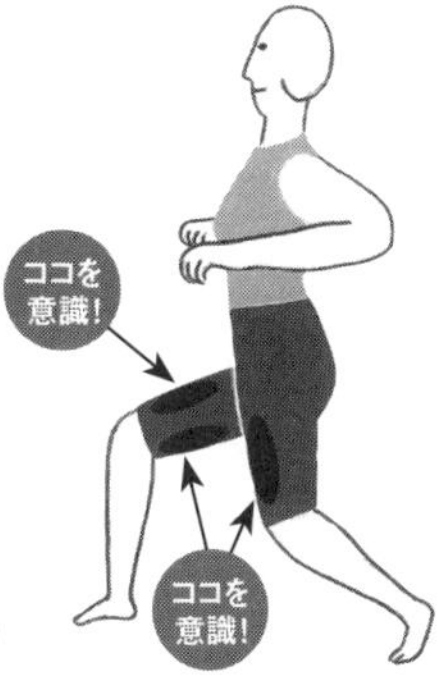

②
片方の足を大きく前方に出しながら、3秒かけてゆっくり腰を沈め、同時に、ゆっくり両手を前に突き出していく。胸筋と二の腕に力を込める。

③
両手を突き出し、腰を深く落とした姿勢で胸を意識しながら、1秒間静止。

④
3秒かけて足をゆっくりと元の位置に戻す。両手を戻す際にひじを引いて背筋を収縮させる。これを左右10回ずつ繰り返す。

35

「ツイスト腹筋」で体幹の筋肉をしっかりさせる

「ちょいマジ筋トレ」の3種目めは「ツイスト腹筋」。これは、体幹の筋肉を鍛えるトレーニングとなります。

まず、仰向けになり、両手を後頭部にあてがいます。そして、上体を起こすと同時に片足のひざを上げていき、体をひねりながらひざ頭に逆側のひじをくっつけていきます。左ひざを上げたときは右ひじをつける、右ひざを上げたときは左ひじをつけるようにするわけです。この際、体を上げるときに3秒かけ、ひざとひじをくっつけたときに1秒間静止。体を戻すときにまた3秒かけるようにしてください。これを左右各5回ずつ計10回行うようにします。

このトレーニングでは、腹筋と大腰筋とが鍛えられることになります。また、体をひねる際にわき腹の筋肉を使うことになるので、おなかのセンターの腹直筋だけでなく、両わきの腹斜筋も鍛えられるのが大きなポイントとなります。

腹直筋や腹斜筋は体幹を安定させるのに欠かせない筋肉であり、下半身の動作をスムーズに行うのにも重要な働きを担っています。また、大腰筋は上半身と下半身をつなぐ〝大黒柱〟であり、歩行はもちろんすべての動作を支えています。すなわち、「ツイスト腹筋」でこの両方の筋肉を鍛えると、体の「中心軸」がぐっと強化され、上半身と下半身の連動性が大きく高まることになるのです。こうした機能を引き上げておくことは、ゆくゆく転倒予防や寝たきりの予防にも大きく役に立ってきます。ぜひいまのうちに、しっかり鍛えておくといいでしょう。

なお、この「ツイスト腹筋」はひざとひじをタッチさせるだけなので、「上体を完全に起こす本格的な腹筋トレーニング」よりはだいぶ負荷が軽めです。ただ、それでも最初は苦戦される方がいらっしゃるかもしれません。とくに腹筋の少ない女性の方は「ひざとひじをくっつけて1秒静止」というところで苦労されるのではないでしょうか。そういう方は、「ひざとひじを近づけるだけ」でも構いませんし、無理して1秒間静止しなくても構いませんので、自分にできる範囲でがんばるようにしてみてください。

それと、フローリングや硬い床の上で行うと、冷たいし腰などを痛めやすいので、じゅうたんやヨガマットなどの上で行うようにしてください。**ベッドだとクッションがききすぎてしまって無理ですが、ふとんの上でならOKです。**体を横にするシチュエーションは日中では少ないので、朝晩の「寝ながらストレッチ筋トレ」とセットにして行っていくようにするといいのではないでしょうか。

ちょいマジ筋トレ

ツイスト腹筋

左右各5回×1〜2セット

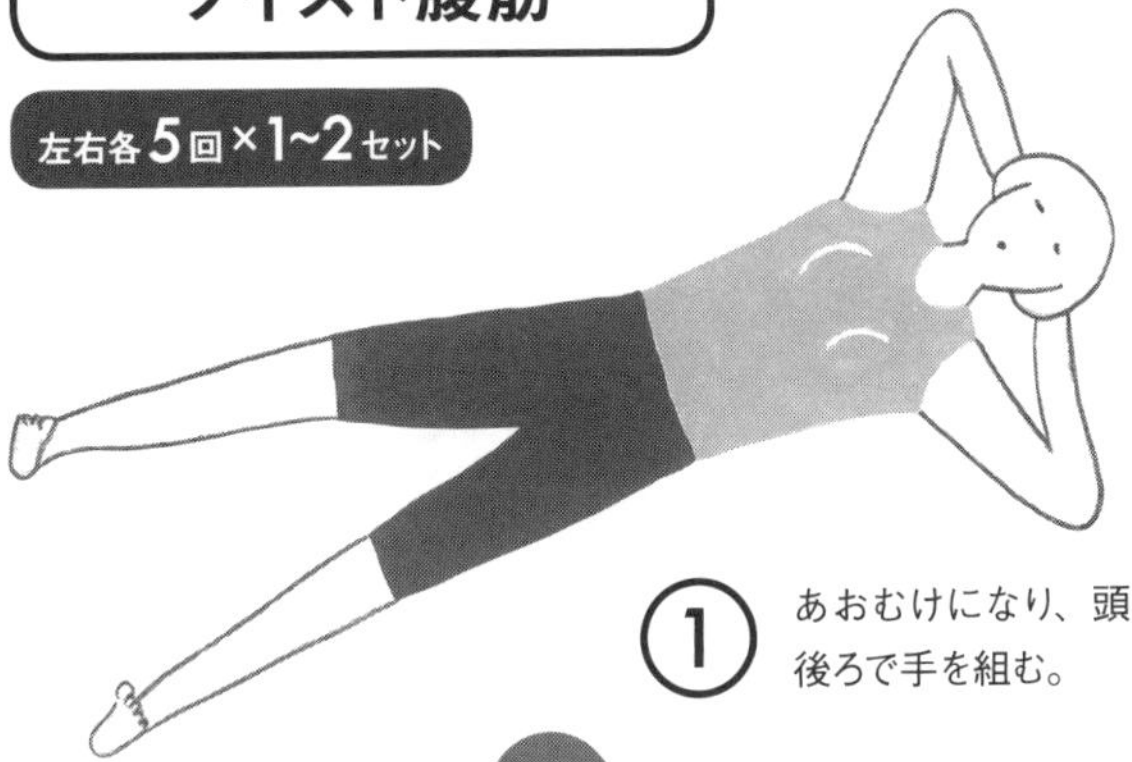

① あおむけになり、頭の後ろで手を組む。

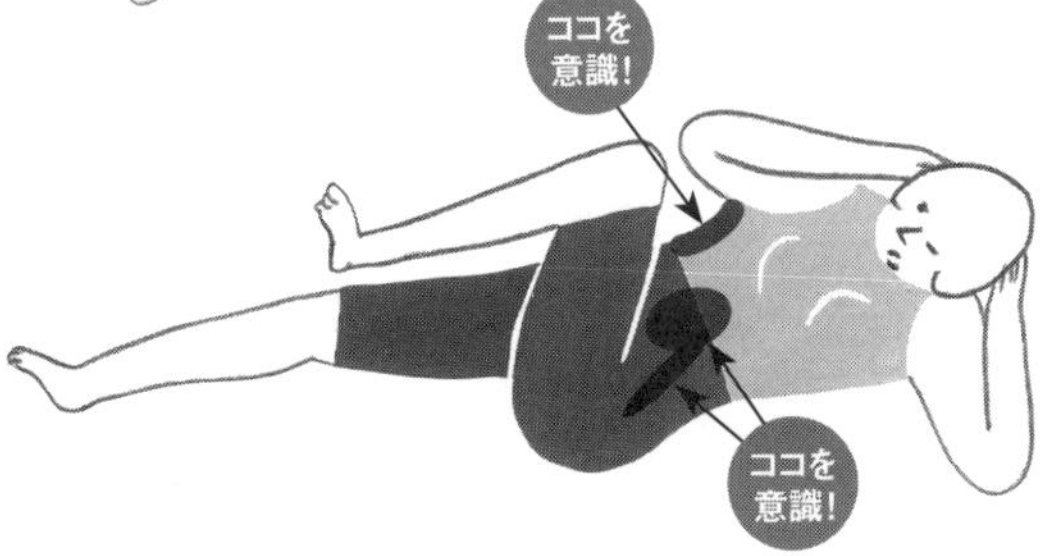

② 3秒間かけてゆっくり上体と片ひざを上げていき、できるだけ反対側のひじをくっつけるようにする。ひじとひざがいちばん近づいたポイントで1秒間静止する。

③ 3秒かけてゆっくりと元の位置に戻す。これを左右5回ずつ繰り返す。

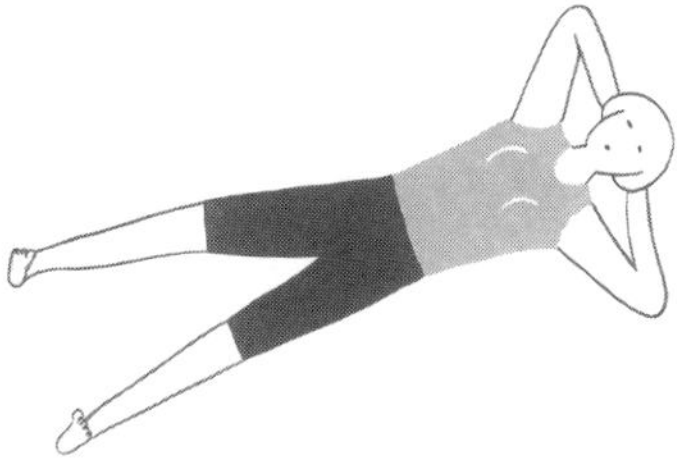

36

1日5分の「ちょいマジ筋トレ」で大きな差がつく

一連の筋トレメニューをご覧になって、みなさんはどのような感想を抱いたでしょう。おそらく、多くの方は〝まあ、これくらいなら、なんとかずっと続けていけそうかな〟と思ったのではないでしょうか。

「ちょいマジ筋トレ」2種目を1セットずつなら、5分もあれば十分にできます。5分なら、忙しい朝でも時間をつくれそうですし、お昼休みなどにもササッとできてしまいそうです。

それに「1日2種目」は別にまとめて行う必要はありません。「朝、1種目行って、昼の空いた時間にもう1種目を行う」のでも構いませんし、「朝1種目、夜1種目」にしても構いません。どうせなら、起床後と就寝前の「ストレッチ筋トレ」とセットにして朝晩1種目ずつ行っていくのもいいでしょう。1種目1セットなら、ほんの2分程度でできてしまいますし、時間的にも体力的にもたいした負担はかからないはずです。

さらに、**「ちょいマジ筋トレ」は必ずしも毎日欠かさず行う必要はありません。できれば、「週5日以上」を目指してほしいのですが、最低でも「週3日」行えば、効果の出るギリギリのラインはクリアすることができます。**そう考えると、意志力に自信のない方でも〝これなら自分でもいけるかも〟という気になるのではないでしょうか。

たとえば、「週5日、ウィークデーだけ筋トレをしよう」というふうに決めてもいいですし、「1日おきに筋トレをして、週4日やることにしよう」というふうに決めてもいいでしょう。

ただ、そう決めたとしても、体調が悪かったり仕事が忙しかったりで「できない日」が出てくるかもしれません。そういうときは休んでしまってもOK。無理せずに「休みのカード」を使うようにしましょう。最低ラインは「週3日」ですから、週5日の人なら2回「休みのカード」を使えますし、週4日の人も1回は「休みのカード」を使えることになりますよね。

つまり、それくらい幅を持たせて取り組んでいくほうがいいのです。**とかく「必ず毎日やる」とか「絶対に休まない」とかという〝縛り〟を設けてしまうと、トレーニングが途切れたときにモチベーションがガクンと落ちてしまいがちです。**ですから、ある程度フレキシブルに融通を持たせて取り組みながら、長く続けていくようにしてください。

それと、なかには、筋トレを続けていくうちに「もっと負荷レベルを上げたい」と思う方も出てくるでしょう。そういう方は、まずはセット数を増やしてみてください。1セットでもの足りない人は2セット、2セットでもの足りない人は3セット行うといいと思います。3セットでももの足りない場合は、ひとつひとつの動きをゆっくり行ってみたり、チューブを使ってみたりして、筋肉への負荷を高める工夫をしていくといいでしょう。

とにかく、いちばんの基本は、「1日5分」の筋トレを日々コツコツと行っていく姿勢です。

その「1日5分」をどれだけ長く続けていけるか。何年何十年と続けていけば、その「5分」が1日1日積み重なって、ゆくゆくみなさんにとっての財産になっていくのです。きっと、「続けられなかった人」と「長く続けられた人」とでは、とんでもない大きな差がつくことになるはず。たった「5分」の習慣によって人生の明暗が分かれることになるかもしれないのです。

さあ、みなさん、未来のために「1日5分」をコツコツと積み重ねていくようにしましょう。

37

ウォーキングは〝チリツモ〟でOK「1週間で5万6000歩」を目標にする

1週間で5万6000歩――。

これは、ウォーキングによって健康効果を引き出すことのできる「必要最低限ギリギリ」の歩数です。

7日で5万6000歩ですから、1日8000歩ということになります。「1日に8000～1万歩くらい歩かないと、健康になる効果はそんなに期待できないよ」ということが多くのエビデンスによってわかっているのですね。

もっとも、だからといって「絶対に1日8000歩以上歩かないと不合格」というわけではありません。

なぜなら、**ウォーキングは「歩きだめ」が可能だから。** たとえ、5000歩しか歩かない日があっても、翌日1万3000歩以上歩いて挽回すればいいし、逆に、「今日は1万2000歩も歩いた」という日があれば、その翌日は4000歩しか歩かなくても「まあ、昨日の貯金があるから大丈夫」ということになるのです。つまり、トータルの歩数を頭に入れておいて、最終的に1日平均8000歩以上になるように帳尻を合わせていけばいいのですね。

ですから、最低ラインの目標としては「1週間で5万6000歩」を超えればOK。

歩数計を常に身につけておくようにして、最低でもこの目標をクリアするように心がけていくといいでしょう。もちろん「1週間で7万歩以上」を目標に掲げても結構ですが、1日平均1万歩となると、けっこうハードルが高めです。**まずは最低ラインの目標をコンスタントにクリアできるようになってから、少しずつハードルを上げていくことをおすすめします。**

どうでしょう。みなさんはこの「5万6000歩」というラインをクリアできそうでしょうか。なんだか、自信なさげな顔をしている方もいらっしゃいますね。

でも、そう心配することはありません。

この「5万6000歩」という数字は、トレーニング目的で歩いた歩数だけではなく、日々のすべての活動時間で歩いた歩数のトータルです。だから、生活や仕事などのさまざまなシーンで小まめに歩くようにして〝歩数を稼いでいけばいい〟ということになります。少し空いた時間にぶらぶらしたり、少し遠めの店へ歩いてランチに行ってみたりといった「ちょっとした歩数」をいちいち加算すると、なんやかんやいってけっこうな歩数になるもの。そういうふうに「チリツモ」で歩いていくようにするといいんですね。

ウォーキングの場合、30分間まとめて歩いても、10分間ずつ3回に分けて歩いても、その効果はたいして変わりません。もちろん、まとまった時間をとってウォーキングするのでも構いませんが、歩数を伸ばすのが目的ならば、日常生活のなかの短い時間を有効に使って「チリツモ作戦」でいくほうが何かと好都合なもの。通勤・通学はもちろん、仕事で他社に出向いたり、ATMへお金を下ろしに行ったり、買い物に行ったりと、歩数を稼ぐのに役立てそうな時間はいくらでもあります。そういう時間を〝総動員〟して歩くようにしていけば、わりと「1週間で5万6000歩」くらい、簡単にいってしまうのではないでしょうか。

そして、もしそれで「5万6000歩」に足りないのであれば、ひと駅前でバスを降りて歩いてみたり、ちょっと遠くのスーパーに歩いて行ってみたりするなど、自分から工夫して歩数を伸ばすようにしていけばいいのです。

とにかく、ウォーキングの健康効果を引き出していきたいなら、まずはチリツモで小まめに歩いて「1週間で5万6000歩をクリアする」のを当座の目標とするべき。ぜひみなさん、「1日5分の筋トレ」と併せて行って、いつまでも末永く続けていくようにしてください。

38

「体組成計」と「歩数計」は健康長寿実現のパートナーのようなもの

「1日5分の筋トレ」と「1週間で5万6000歩のウォーキング」——これが私が提案する運動の必要最低限のラインです。この両方をずっと続けていれば、いつまでも健康で若々しい体をキープでき、長きにわたって充実した人生を送ることができるのではないでしょうか。

ところで、このふたつの運動を継続していくためには、絶対に必須となるアイテムがあります。

それが**「体組成計」と「歩数計」です。**

体組成計は筋肉量がどれくらいアップしたかを測るため、歩数計は日々の歩数や1週間トータルの歩数をチェックするために必要不可欠。みなさんはこれらの測定機器をお持ちでしょうか。

もしお持ちでないようなら、すぐにでも購入されることをおすすめします。体組成計は「筋肉量が測れる機能」がついたものでないといけません。歩数計のほうはお好みで選んで構いませんが、「1週間のトータル歩数」や「1週間の平均歩数」をチェックできる機能がついたものが便利。いずれも街の電器屋さんや家電量販店などでリーズナブルなお値段で入手することができるはずです。

私は、このふたつの測定アイテムがなければ、「健康管理は始まらない」とさえ思っています。裏返して言えば、それくらい健康管理に重要な役割を果たすモノたちであるということです。

だって、考えてみてください。

運動やトレーニングには、自分の成果やコンディションを定期的に測定して記録することが不可欠。がんばった成果が数値として目の前に表れるからこそ、「この数字をもっとよくしたい」「もっと上のランクを目指したい」といった意欲が湧いてくるわけです。それは、ダイエットでも同じ。たとえば、体重計の針が指す目盛りが昨日よりも1gでも減っていれば俄然がんばる気になってくるでしょうし、逆に目盛りが増えているとがっかりしてモチベーションが下がってしまいますよね。このように、**わたしたちのやる気やモチベーションには、「測定する」「記録する」という行為がとても密接に結びついているのです。**

だから、こういった〝やる気アップ効果〟〝モチベーションアップ効果〟を健康管理に利用していかない手はないと、私は思うのです。筋トレをやった後に体組成計に乗って少しでも筋肉量が増えていれば、「やった！　一生懸命がんばった甲斐があった」という気持ちになるでしょうし、がんばって歩いた日に歩数計を見て1週間の目標をクリアしているのがわかれば、「よし、いいぞ、明日はもっと歩いてみよう」という気持ちになるでしょう。

要するに、**体組成計や歩数計を使いながら、そういう〝いい流れ〟をつくっていけると、運動を長く続けられるようになっていく**ものなんですね。そして、こういう〝いい流れ〟ができてくると、健康も、美容も、アンチエイジングも、自然に**〝いい流れ〟に乗っていけるようになる**ものなのです。

私は、体組成計と歩数計は、健康長寿を実現するための「よきパートナー」のようなものだと思っています。

さらに、この〝ふたりのパートナー〟に「血圧計」も加えると、血管や血圧のコンディションも把握でき、内臓疾患のリスクなどもキャッチできるようになります。そうすれば、パーフェクトに近い健康管理が可能になるのではないでしょうか。

ですから、みなさんもこれからの長い人生の道のりを、これらの「パートナー」とともに歩んでいくようにしてはどうでしょう。きっと、「パートナーたち」の示す数字や目標は、みなさんをよりよい方向へ導いていってくれるのではないでしょうか。

39

とにかく2週間続けてみて自分の「変化」をクローズアップする

いったいどれくらいがんばると、トレーニングの成果が表れてくるのか――この問題についても説明しておきましょう。

たとえば、これまでたいした運動をしてこなかった人が、「1日5分の筋トレ」と「1週間で5万6000歩のウォーキング」をスタートしたとしましょう。また、食事面でも食べ過ぎや間食に気をつけてバランスのよい生活を続けていたとします。すると、体に何らかの変化や成果が表れてくるのは、だいたい運動をスタートして2週間前後経ったくらいになります。

この頃にもっとも多いのは「疲れにくくなった」「体力がついたような気がする」という変化です。**人によっては「階段を昇るときに息切れしなくなった」「心なしか以前よりも体調がいい」「体が軽くなったような気がする」といった表現をすることもあります。また、体重も少し減ってくるかもしれません。**これらは、運動の効果が少しずつ表れはじめた兆候といっていいでしょう。

ただ、2週間前後あたりでは、せいぜい「なんとなく、よくなってきたような気がする……」という程度で、まだ運動の効果に半信半疑の状態です。トレーニングの成果を確信できるようになるのは、30日、つまり1か月後くらいからになるでしょう。

運動をスタートして1か月くらい経つと、多くの人が運動の効果を実感できるようになってきます。きっと、体のキレも、体調も、疲れの回復具合も、運動をする前と比べると明らかに向上したと感じるでしょう。筋トレをするにしても、以前よりもラクに1日のノルマをこなせるようになってきますし、ウォーキングをするときなども、安定感やスピードがついてきて、自分の運動能力が向上しているのが身体感覚としてわかるようになってくるはずです。

なお、こうした変化は数字にも表れてきます。この頃になると筋肉量にも明らかな変化が表れてくるので、体組成計に乗れば、以前よりも筋肉がついてきているのを確認することができるはずです。それに、食生活も気をつけていれば、体重が着実に減ってきていることが確認できるのではないでしょうか。

このように「いい変化」が表れてくると、「自分の努力でここまでの成果を上げることができた」という自信もついてきますし、それが励みとなって「もっとがんばろう」「もっと変わっていこう」という気持ちが湧いてくるようになります。そして、こうしたモチベーションが運動を継続していく原動力となっていくのです。このような〝**いい流れ**〟**ができてくると、どんどん好循環のスパイラルに乗っていけるようになるの**

ですね。

ですから、みなさんも筋トレやウォーキングをスタートしたならば、「自分の変化」に注目をしながらトレーニングを行うようにしてみてください。できれば、「自分のなかでいちばん気になっていること」をひとつ意識的に追いかけていくといいでしょう。「疲れやすさ」を追いかけていくのでもいいですし、「歩く感じがスムーズになってきたかどうか」を追いかけるのでもいいでしょう。もちろん、「体重変化」を追いかけていくのでも構いません。とにかく、運動を続けていくためには、「自分の体にどういうプラスの変化が起きたか」をクローズアップしていくことは、とても大切な心の習慣のひとつなのです。

「自分がどう変化したか。それを見るのは楽しい」――。

これは40代になってなおメジャーリーグで活躍中のイチロー選手の言葉です。

イチロー選手に限らず、運動やトレーニングにいそしむ人々は、みな絶えず「変化」「成長」を続けているもの。ぜひみなさんも「自分の変化」を追いながら、末永く運動を続けていくようにしてください。

40

継続を阻むカベはたくさんある
とくに「60日後の落とし穴」に
気をつけよう

「今日は天気も悪いし気分も乗らないから、パスしちゃおうか」「今日は二日酔い気味だから筋トレはやめとこうか」「めちゃくちゃ忙しいし、今日の分のトレーニングは明日に回すとするか」

——誰しもこういう考えに傾くときがありますよね。

人間は基本的に意志の弱い生き物。「トレーニングを続けなくちゃ」と思っていても、行動はついラクなほうへ、ラクなほうへと傾きがちです。

当然ながら、運動を継続していくわたしたちの前には、節目節目において大きなカベが立ちふさがることになります。ここでは運動をスタートした人がどんなカベに阻まれやすくなるのか、時の経過に合わせて見ていくことにしましょう。

・3日のカベ

いわゆる「三日坊主」になってしまうパターンです。3日間も続かない人の多くは「最初から量や負荷のハードルを高くしてしまっている」もの。いきなりひどい筋肉痛に見舞われたり、運動量の多さにプレッシャーを感じたりして、〝これじゃとても続けられない〟と判断してしまうのです。でも、3日間ではお話になりません。できるだけハードルを下げたところからスタートして、長く続けていくことを最優先に据えるようにしてください。

・10日のカベ

誰しもトレーニングのやり始めはモチベーションが高いもの。でも、1週間を過ぎたあたりから、そのモチベーションが少し下がってきます。そこで「10日間」を超えられるかどうかがカベとなってくるのです。あともう少し、2週間くらい経てば、体にもいい変化が表れてくるはず。そうすれば、その変化がモチベーションをアップしてくれるようになっていきます。ですから、「ここが踏ん張りどころ」と思ってがんばっていくようにしましょう。

・30日のカベ

1か月が経つ頃には、運動にもだいぶ慣れてきますし、トレーニングの成果も表れてきます。ただ、なかには成果が出たことに〝ホッとしてしまい〟、一段落したかのようにモチベーションを下げてしまう人もいます。トレーニングの本当のおもしろさを知るには、ここがいちばん大事なとき。自分の体の何がどう変わったのかに光を当てながらやる気を引き出して、「さらに上」を目指していきましょう。

・60日のカベ

60日くらい経つと、「ここまで自分が続けてこられたこと」に対して満足してしまう人も出てきます。また、トレーニングをすることに少し飽きてくる人も出てくるようです。もちろん、運動の効果も出ているし、自分にプラスになっていることも十分承知しているのですが、この時期には、ちょっとしたきっかけで〝なんとなく運動を途切れさせてしまう〟人が多いのです。私は、この「60日の落とし穴」を無事に通過できるかどうかが、いちばんのターニングポイントになると思っています。長期継続のレールに乗れるかどうかはここが勝負どころ。運動仲間をつくったり、周囲の人にトレーニングしていることを語ったり、トレーニングの記録ノートをつくってみたり、意識的に自分を鼓舞してモチベーションを落とさないようにしていきましょう。

・3か月のカベ

トレーニング開始3か月後くらいも、モチベーションが低下しやすい時期。それに、3か月も続けていれば、季節も変わってきます。春から始めたのが汗ばむ陽気になってきたり、秋から始めたのが肌寒さを感じるようになってきたり……そんな変化にだんだん気持ちがついていかなくなってきて、トレーニングを途切れさせてしまうケースが少なくないのです。逆に言えば、この「3か月のカベ」を超えられれば、1年を通してやり抜く自信がついてくるということ。自分を信じて乗り超えていくようにしてください。

・6か月のカベ

この「6か月のカベ」は最終関門のようなもの。私の指導経験からすると、ほとんどの人は、このカベをクリアすれば何年何十年と運動を続けていけるようになっていきます。きっと、半年も経つと「このパターンをずっと続けていけばいいんだ」ということが頭にも体にもしっかり刷り込まれるのでしょう。それに、ここを超えられれば、あとはそう大きなカベにぶつかることなく、長期継続のレールに乗ってどこまでも進んでいけるものなのです。

ですからみなさん、**「半年続けることができれば、あとはラクになる」**というつもりでがんばってみてください。日々コツコツと進んでいけば、半年なんてわりとすぐに経ってしまうもの。さあ、ひとつひとつカベを乗り越えながら、筋トレやウォーキングの習慣を、早く「自分の生活の一部」にしてしまいましょう。

PART 6

筋肉は人生を支える！

運動には
体だけじゃなく
人生をも変える力がある

41

これからは
誰もが筋トレをするのが当たり前
みんなで「長生きをよろこべる時代」
をつくっていこう

最近は、80歳、90歳を超えたお年寄りの存在は、そんなにめずらしくなくなってきました。

ひと昔前であれば、これだけ長く生きるのは驚くべきことだったはずです。たとえばみなさんは、明治時代の平均寿命をご存じですか？

なんと、43歳。当時は乳幼児死亡率が高かったとはいえ、いまの半分ほどの平均寿命でした。その後、戦後の昭和22年に平均寿命52歳となり、ようやく「人生50年時代」に突入。そして、昭和30年代から40年代、高度経済成長とともにぐんぐん平均寿命が延びて昭和46年には男女とも70歳オーバーに。経済成長が衰えても寿命は延び続けて、いまや男女とも80歳超え。90歳を突破するのも、そう遠い先ではないだろうと予測されています。

このように、日本人の寿命が大きく延びたのはここ50〜60年であり、わりと最近のこと。現代に生きるわたしたちは、ちょっと昔の日本人ならびっくりするような「ものすごい長寿」を短期間のうちに獲得してしまったわけです。

ただし、長く生きられるようになったことが「いいことばかり」につながるとは限りません。先にも述べたように、**寿命が延びた分、長い期間を寝たきり状態で過ごす**

人が増えました。現時点での平均の寝たきり年数は、男性が7～9年、女性が12～16年。この寝たきり期間は、おそらく今後、寿命が延びるとともにもっと延びていくでしょう。これでは、長生きをしたとしても、とても素直にはよろこべませんよね。きっと、〝こんなに長い間寝たきりになるくらいなら、寿命なんて延びてくれなくてもよかったのに……〟と思うような人がこれからは多くなってくるのではないでしょうか。

つまり、いまや時代は、着々と「長生きをよろこべない時代」に向かいつつあるのです。

みなさん、これって〝嫌な時代〟だと思いませんか？　本来はよろこぶべき長生きに対して「暗雲」を感じてしまうなんて、なんだか「人間があるべき姿」から遠のいてしまっているような気がしませんか？

いったい、どうしてこういう状況になってしまったのでしょう。「いちばんの問題点」はどこにあるのでしょうか。

個人的な見解ですが、私は「健康リテラシー」が追いついていないのがいちばんの問題だと思います。

どういうことか？

「リテラシー」というのは、ある情報を受信したり活用したりする力のこと。「理解力」

「知恵」といってもいいでしょう。**わたしたち日本人は「長寿時代を健康に生きるための理解力や知恵」がまだまだ身についていないのです。**

要するに、80年も90年も生きられるようになっても、健康に対する知識や意識のほうは、まだ「人生50年時代」のままだということ。体は長生きするようになっても、頭のほうの準備ができていないんですね。それで時代に対応しきれず、多くの人がずるずると「寝たきり」なっていってしまっているという現状なのではないでしょうか。

まあ、〝あれよあれよというくらいの短期間〟で長寿を勝ち取ってしまったわけですから、長寿時代に対応する健康リテラシーがなかなかついてこないのも無理はないのでしょう。

しかし、ずっとこのままでいてはいけません。

長寿の人生を送るからには、そのための準備をしていかなくてはなりません。80年も90年も生きなくてはならなくなったからには、少しでも寝たきり期間を短縮するための措置をとり、「長生きしたことを素直によろこべるように」準備をしていかなくてはならないのです。

では、そのためにはどんな健康リテラシーを身につける必要があるのか。

私は、もっとも大切なのは「筋肉にスポットを当てて、その力を引き出していくこと」だと思います。

誤解を恐れずに言えば、「人生50年の時代」は、別に筋肉なんか鍛えなくてもよかったのです。たとえ筋肉量が減ってきても、50年、60年くらいなら、たいした問題もなく体を動かすことができます。それくらいで寿命が来るのなら、筋肉量減少はそんなに大きな問題にはならなかったのです。

でも、80年も90年も生きるいまはそういうわけにはいきません。筋肉量の減少という問題は「その人の寝たきり期間」に多大な影響をもたらします。それこそ、筋肉をどれだけ維持できているかで「長生きしたことをよろこべるかどうか」が決まってくるといってもいいでしょう。

ですから、これからの「長寿時代」は、ひとりひとりがこうした「コトの重要性」をしっかりと認識しなくてはならないのです。今後の人生、80歳、90歳になったときのことを考えて、なるべく若いうちから筋肉量の維持に努めていかなくてはならないのです。

私は、これからは「誰もが筋トレをするのが当たり前の時代」になっていかなくて

はいけないと思います。30代以降、筋肉量が落ち始めてきたら、誰もが〝自分の未来のため〟に筋トレをしなくてはならない。誰もが未来を見据え、寝たきり期間を少しでも短くするための「準備」を整えていかなくてはならないのです。そういうリテラシーが当たり前に持てるようになってくれば、寝たきりになる人は間違いなく減ってくるでしょうし、「ほとんどの人が長生きをよろこべる時代」になっていくのではないでしょうか。

さて、みなさんは自分自身が80歳、90歳になったときに、長生きしたことをよろこべるようになっていると思いますか？　もし、少しでも不安がよぎるなら、いま何をすべきかは決まっています。

さあみなさん、自分の未来を守るために筋肉にスポットを当てていきましょう。そして、みんなで「長生きをよろこべる時代」をつくっていこうではありませんか。

42

定年後に家にこもるのは自殺行為
一生涯「働くというカード」を
失わないようにしよう

「人生50年の時代」は、仕事を引退して楽隠居で余生を楽しんでいれば、すぐにお迎えがきてくれていました。寿命がそれくらいで終わるのなら、無理して体を動かす必要もないし、筋トレをがんばる必要もなかったわけです。

でも、80年も90年も生きるいまは、定年後に家にこもって隠居するような暮らしをしていてはいけません。**ろくに外に出歩かず、悠々自適で盆栽をいじるような生活を送っていたら、筋力はあっという間に衰えてしまいます。**とくに、60代、70代になると、筋肉が減るスピードがグッと速まってくるので、家にこもってしまうのは、ほとんど自殺行為のようなものといっていいでしょう。

つまり、仕事を引退したいまの高齢者は、余儀なく「生活を変えること」を求められているのです。「定年後に隠居する」なんていうのは愚の骨頂で、むしろ、「定年後こそ積極的に体を動かさなくてはならない」わけですね。

では、そのためにはどうすればいいのか。

私は、定年後も「働くというカード」を失わないことがいちばんのカギになると思います。セカンドキャリアとして仕事を持てればいちばんいいのですが、ボランティアなどの活動を始めるのでもOK。そのうえで、できる限り地域や社会と積極的に関わっていくようにするといいでしょう。

とにかく、重要なのは「毎日行く場所がある」「顔を出す場所がある」「自分という人間を必要としてくれる場所がある」ということ。そういった場所がなくなってしまうと、人の1日の活動量はとたんにガクンと落ちてしまいます。また、同時に何かをしようという気力や社会的な関心も落ちてきて、だんだん外に出るのが億劫《おっくう》になっていってしまいます。とくに男性の場合、定期的に通う場所がなくなると、めっきり外に出なくなってしまうケースが多く、運動量低下によって筋肉量を激減させてしまうことが少なくありません。ですから、「そうならないための予防線」を意識的に張りめぐらせておくようにしてください。

よく言われることではありますが、サラリーマンの方であれば、前もって「定年後の自分の働き場所」について考えておき、〝これならば〟という目星をつけておくといいでしょう。50代になったなら、その作業はもう必須。**いや50代では遅いくらいで、これからの時代は、30代、40代のうちから「定年後の働き方」を考えていくくらいのほうがいいと思います。**

だって、60歳で定年になったとしても、あと20年も30年も生きていかなくてはならないのです。「余生」と呼ぶにはあまりに長い時間が控えているのです。だから、定年という節目は、そこから先の20年、30年に向けての再スタート地点と考えたほうがいい。いったんリセットボタンを押して、再起動をはかるようなものです。で、再起動後の20年間、30年間を充実したものにしたいのであれば、早いうちに青写真をイメージしておいて、リセット&再スタートの準備を着々と整えていくほうがいいに決まっているのです。30代、40代の早いうちからそういうプランを考えていたとしてもまったくおかしくありません。

80年、90年という長寿時代を生きるわたしたちにとって、「定年後も働く」ということは、「転ばぬ先の杖」のようなもの。その「杖」をゲットできれば、寝たきりや要介護になるリスクをかなり小さくすることができるでしょう。

それに、その「杖」がうまく自分にフィットすれば、それによって生きがいが生まれ、老後の20年間30年間がすばらしい時間に変わってくるかもしれないのです。ハリー・ポッターではありませんが、その「杖」が自分の人生を左右する可能性だって十分にあります。ぜひみなさんも、自分の老後の運命を変える「魔法の杖」をいまのうちから探してみてはいかがでしょうか。

43

80歳、90歳になったときの「未来予想図」を描いていま〝ほんのちょっとキツイ思い〟をしておくかどうか

みなさんは、ドリームズ・カム・トゥルーの「未来予想図」という曲をご存じでしょうか。だいぶ前の歌ではありますが、すばらしいバラードです。私は、この歌がさかんにテレビやラジオで流れていた頃、曲のよさもさることながら、タイトルのセンスに心を動かされたことを覚えています。

なぜ唐突にこんなことを言い出したのかというと、**これからの長寿時代、わたしたちはひとりひとり、80歳、90歳になったときの「未来予想図」を描いておいたほうがいいと思うからです。**

いまから20年後、30年後、40年後、長生きした自分はいったいどのような生活をしているのか、みなさんはその「未来予想図」をイメージできますか？　もし、うまくイメージできないようなら、「いちばん幸せになったパターン」と「もっとも不幸になったパターン」との両極端を思い浮かべてみてください。幸せなパターンは人それぞれでしょう。でもおそらく、不幸なパターンの場合は、寝たきり、要介護、認知症などになって、ろくに動けないまま、長年ベッドに縛りつけられているようなシーンをイメージする人が多いのではないでしょうか。

では、そんな不幸なパターンに陥らないためには、「いま」何をすべきでしょうか。

まあ、そうならないためには筋トレをしておく必要があるわけですが、こういった具合に未来をイメージして逆算するように考えていくと、おのずと「いまの自分がやらなければいけないこと」が見えてきますよね。

こうした「未来をイメージして、そこからの逆算発想で『いまとるべき行動』を導き出していく手法」は、最近はビジネス・シーンなどでもよく用いられているようです。この手法でいくと、計画をより具体的・現実的に練り上げることができるし、夢やプランを実現できる可能性も大きく高まるわけです。

そして、この手法は「なぜ自分はトレーニングをするのか」の理由をはっきりさせるためにもたいへん有効です。自分の思い描く「未来予想図」を幸せなパターンにシフトしたいなら、何よりも体を不自由なく動かせる状態をキープしなくてはなりません。そのためには、「とにかくいま筋トレをがんばって筋肉をつけておいたほうがいい」ということが〝腑に落ちる感覚〟でわかるようになるのです。

私は、筋トレなどの運動を行う際には、〝いまと未来がつながっていることを意識しながら〟体を動かすようにするといいと思います。そうすると、たとえ目の前のトレーニングを〝ちょっとキツイ〟と感じてもがんばれるようになります。未来を意識していると、「いま〝ほんのちょっとだけキツイ思い〟をしておくことが、自分の未来の幸せにつながるんだ」ということが見えてくる。だから、多少つらくてもがんばれるようになるんですね。

それに、そのトレーニングは、決して「未来の自分のためだけ」にプラスになるのではありません。「現在の自分」にとっても多くのプラス・メリットがもたらされます。健康、美容、アンチエイジング、体力アップなど、プラス・メリットは山ほどあります。トレーニングを続けていれば、こうした「いまの自分をいっそう輝かせる効果」を得られるようになるわけです。

このように**「未来の自分」も「現在の自分」も両方とも輝かせられるようなプラス・メリットがあることが理解できると、もう嫌でも筋トレをするしかないということがわかるようになるでしょう。**

みなさんはこれから先の人生、どんな「未来予想図」を描いているでしょう。

「いま」のトレーニングは、確実にみなさんの「未来」へとつながっています。未来を明るいものにしたいなら、「幸せな予想図」を頭にイメージしつつ、体を動かすようにしてみてはいかがでしょうか。

44

筋肉の「支え」があれば
老いても家族に迷惑をかけずに
一生自立していられる

筋肉の大きな役割のひとつは「体を支えること」です。人間が直立二足歩行をできるのも筋肉がしっかりと体を支えているから。筋肉という「支え」がなければ、立ったり歩いたりはもちろん、座ったり体を起こしたりすることもできなくなり、ただ「寝ているだけ」という状態になってしまいます。

また、筋肉は「体」以外にも、いろいろなものを支えています。

これまで述べてきたように、健康や寿命、若々しさ、美しさのキープに関して、筋肉は計り知れないほどの多大な影響を与えています。筋肉は健康も支えているし、寿命も支えている、若さも支えているし、美容も支えているといっていいのではないでしょうか。

これだけではありません。

私は、筋肉は「人生も支えている」のではないかと思います。

だってみなさん、考えてみてください。

筋肉を減らしてしまうと、寝たきりや要介護になる危険がどっと高まります。もしそんな状態になってしまったら、老後の人生が台無しです。たとえ、60歳か70歳くらいまで栄光に満ちた輝かしい人生を送ってきたとしても、それ以降、10年も20年も寝たきり状態だったとしたらどうでしょう。そういう**「自立できない状態」に陥ってしまったら、家族や周りの人にかかってくる迷惑や負担も半端なものではありません。**もう過去の栄光などどうでもよく、その人は深い失意のうちに人生の幕を下ろすことになるでしょう。

きっと、筋肉という「支え」を失ってしまうと、人の人生も「支え」を失ってしまい、どんどん「自立できない状態」へとシフトしていってしまうものなのではないでしょうか。そういう意味合いで、私は「筋肉は人間の人生を支えている」という確信を持っているのです。

でも、筋肉という「支え」をしっかりキープしていれば、家族や周りに世話をかけることなく、一生自立していられるのです。

私は、そうした状況をつくっていくことは、自分のためだけではなく、家族や周りの人たちのためにも重要だと思います。筋肉という「支え」をキープしていくことが、自分の人生の支えになるだけでなく、家族や周りの人たちの人生にとってもプラスになっていくわけですね。

これまでも述べたように、日本人の平均寝たきり年数は、現時点において男性が7～9年、女性が12～16年となっています。ただ、この年数は、何もせずにいれば今後もっと長引いていく可能性大。平均寿命が延びてくれれば、いずれ20年を突破することでしょう。

しかし私は、早め早めに筋トレなどの運動を行って筋肉量キープに努めていけば、寝たきり期間をかなり大幅に縮めることができると考えています。いまのエビデンスを総合すると、寝たきり期間を1～2年程度にまで短縮することができると言っていいでしょう。

誰もがだいたい10年前後は寝たきりで過ごしていたのが1～2年になったとなれば、ものすごい違いです。今後医療や科学が進んでくれれば、もっと短縮できるようになる可能性もあります。

ですからみなさん、いまのうちから筋肉という人生の「支え」を失わないように気をつけていただきたいのです。自分のためだけでなく、家族や周りの人たちのためにも、体を支え、健康や若さを支え、人生を支えて、末永く自立した状態をキープしていこうではありませんか。

45

運動は運を動かし
人生をも動かす

前の項目で述べたように、筋肉は「体を支える器官」。ただ、もうひとつ、筋肉には「体を動かす」という大きな役割があります。

筋肉が動かなければ、体はぴくりとも動きません。ボールを投げたり蹴ったりできるのも、歩いたり走ったり飛び跳ねたりできるのも筋肉という器官があってこそ。内臓だって筋肉がなければ動きを止めてしまいます。わたしたちのすべての「動き」は筋肉によってもたらされているといっていいでしょう。

もっとも、**筋肉が動かすのは「体」だけではありません。ものすごくいろいろなものの動かしています。**

たとえば、「代謝」です。これまでも述べてきたように、筋肉は体のなかの「工場」であり、工場が増えれば生み出されるエネルギーも増えて〝代謝が動かされる〟ことになります。そもそも代謝というものはそう簡単に増えるものではなく、薬物で代謝を動かすとしたら、多くの種類を大量に投薬しなければなりません。でも、筋肉に訴えかければ、それをたやすく動かすことができるわけです。

それに、代謝がよくなれば、体脂肪量も動き、体重計の目盛りも動きます。また、体が疲れなくなるという動きも出てきますし、体力が向上するという動きも出てきて、仕事や家事などの活動を以前よりもがんばれるようになっていきます。それに、肌細胞の新陳代謝の動きも活発になって、美容面にもよい動きが見られるようになっていくことでしょう。

さらに、体がいいほうへ動き出すと、心もいいほうへ動き始めるようになっていきます。先に紹介したように、筋肉は脳にも多大な影響を与えていることがわかっています。実際に、筋肉がついて体のフットワークが軽くなると、心のフットワークも軽くなってくるもの。体がよく動くようになると、何事も前向きに考えるようになったり、新しいことに積極的にチャレンジするようになったりして、どんどんポジティブに変わっていくんですね。

そして、こういうふうにいろいろなことがうまく回り始めると、人生もうまく回るようになっていくものなのです。

私は、筋肉には「人生を動かす力」があると思っています。

そもそも、「運動」って、「運」を「動かす」って書くわけですよね。筋肉をさかんに動かして「運動」をしていると、その人の運も動いて人生が開けていくものなのではないでしょうか。

「『運』を『動かす』なんて、単なるこじつけじゃないか」という方もいらっしゃるかもしれません。でも、私はこれまで運動習慣を身につけたことによって自分の人生を開いていった方々をとてもたくさん知っています。そういう大勢の方々を見てきていると、「運動には人生をも動かすような力が宿っているのではないか」と思わざるを得ないようなところがあるのです。

みなさんはどう思われるでしょう。

まあ少なくとも、普段から運動をして筋肉を動かしていれば、「寝たきりなどの〝動けない状態〟」を防いで、「体を〝動かせる状態〟」を長くキープしていくことにつながるわけです。そういう「動き」を人生にもたらしてくれるというだけでもありがたいと思うべきなのではないでしょうか。

ぜひみなさんも、「運動をすれば、運がよくなる」「筋肉を動かせば、自分の人生もいい方向へ動き出す」というつもりで、日々のトレーニングを行ってみてはいかがでしょう。

どうなるかは先々のお楽しみ。でも、ちゃんとがんばって続けていけば、決してみなさんの期待を裏切るようなことはないと思いますよ。

46

筋トレをする人は自分で人生の流れを変えていくことができる

「最近、なんとなく調子よさそうだね」

「ん!?　ちょっとやせた？」

「しばらく会わないうちに、なんかちょっとキレイになったんじゃない」

「あれ!?　もしかして若返った？」

——他人からこういう言葉をかけられるとうれしいものですよね。とりわけ、「自分が変わったこと」を指摘されると、心をくすぐられるような誇らしくて朗らかな気分になります。

え？　みなさんは言われたことありませんか？

でも、大丈夫。筋トレやウォーキングを始めて2週間も経てば、だんだん周りの人からこういう言葉をかけられるようになっていくはずです。人は**「他人のいい変化」をけっこうするどく嗅ぎ取っているもの。自分では全然気づかなかったのに、周りの人から言われてはじめて「変わってきていることに気づく」ようなこともあるかもしれません。**

私は、筋肉には「人を変える力」があると思っています。

変わって当然です。これまでも述べてきたように、筋トレなどの運動には、「人を健康にする力」もあれば、「人を若返らせる力」「人を美しくする力」もある。こうした力を大きく引き出していけば、見違えるように変わることもあるでしょう。現に、運動を習慣づけたことで〝別人になったかのように〟変わっていった人を私は何人も見てきています。

しかも、どんなに年をとってからでも変わることができる。たとえ、中年を過ぎて少し人生に疲れてきたとしても、高齢になって人生の先が見えた気がしたとしても、トレーニングをして筋肉に訴えかければ、必ずその人に何かしらの変化が表れます。時には、その人の人生が大きく変わることだってあります。実際に、「運動を始めて、自分の人生は変わった」「トレーニングのおかげで人生が楽しくなった」「自分は人生をあきらめかけていたのだけれど、運動をすることで再び光が差してきた」といった話をされる方がとても大勢いらっしゃるのです。

きっと、筋肉には「人生を変える力」「人生の流れを変えていく力」があるものなのでしょう。

私は、この本の「はじめに」のところで、筋肉は「人体に備えられたタイムマシンのような存在」と述べました。

たとえば、「5年前の若さと体力を取り戻したい」「20年後、寝たきりになっているかもしれない状況を変えたい」といった問題は、筋肉を鍛えていれば十分に実現できること。何年も前へさかのぼって自分を若返らせていくことも、自分の未来の状況を変えていくことも可能なのです。**だから、筋肉という臓器は、時の流れに逆らって「過去の自分」と「未来の自分」を行ったり来たりできる「タイムマシン」のようなものだというわけですね。**

ただし、この「タイムマシン」は、「いま」をがんばらないと動きません。「いま」トレーニングをがんばって筋肉を動かしていれば、「過去」にさかのぼっていくこともできるし、「未来」の状況を変えていくこともできる。でも、トレーニングをサボッていては「タイムマシン」を起動できず、「過去」にも「未来」にも行けないわけです。

つまり、自分の人生の流れを変えたいなら、「いまの日々」をがんばって筋肉に働きかけていくことが不可欠であるわけですね。

でも、これを逆からいえば、「いま」一生懸命がんばって筋トレをやっていけば、自分の力で人生の流れを変えていけるということになります。私は、これまで数多くの「筋トレ大好き人間」「トレーニング愛好家」にお会いしてきましたが、そういう方々はみなさん決まって自信にあふれています。なんというか、**「筋トレをしていれば、自分はいつでも体も変えられるし、自分をコントロールしていくことができるんだ」といった自己効力感にあふれているのです。**

きっと、そういう方々は、筋肉という「タイムマシン」の力をうまく引き出しているのでしょうね。あふれ出るような自信も「自分の意思で人生の流れをコントロールできるんだ」というところから湧いてきているのかもしれません。

人生の流れは、よく川の流れに例えられます。山懐から流れ出た頃は勢いのよかった水流も、平地に出て海が近づくにつれ、次第に勢いがなくなって淀んだり濁ったりしてくるようになります。流れが停滞してくれば、心身の活力も落ちてきます。体の動き、健康、若さ、美しさ、心のハリ……年々こうした勢いが弱まってくるのも仕方のないことなのかもしれません。

でも、筋肉の力をもってすれば、こういう流れを自分で変えていくことができるのです。筋肉量をつけて川の流れを勢いよくすれば、体の動きや健康、若さ、美しさなどの勢いも昔のようによみがえってくるでしょう。筋肉量アップという工事を行って川の流れるコースを変えれば、行き着く先を「寝たきり方面」から「健康長寿方面」へと変えることもできるでしょう。

もちろんみなさんも、自分を変えることができるし、自分の人生の流れを変えることができます。

みなさん、ぜひその力を引き出して、「自分の流れ」をいい方向へ変えていってください。年々衰えゆく流れに果敢に逆らって、自分の人生の流れをよりよい方向へシフトしていくようにしてください。

筋肉は「老化に抗う臓器」であり、「劣化に抗う臓器」でもあります。その抵抗力を生かしていけば、いろいろな方面で活力を盛り返していくことにつながるのではないでしょうか。

きっと、健康も、若さも、美しさも、みなさんの心身のさまざまな流れが大きく変わっていくことでしょう。いい流れができてくれれば、すぐに周りから「調子よさそうだね」とか「やせた？」とか「キレイになった？」とかと言われるようになってくると思います。また、そういった輝きが出てくると自信もついてくるので、どんどん「自分の流れ」をいい方向へ変えていくことができるようになっていくのではないでしょうか。

そのためにもみなさん、「いま」を大切にし、「筋肉」を大切にしていくようにしてください。

人生はまだまだ先が長いのです。「衰えゆく流れ」を「自分にとっていい流れ」に変えるため、日々トレーニングをがんばって筋肉に働きかけていくようにしてくださ い。

さあ、みなさん、自分の意志で「未来」を変えていきましょう。自分の力で「過去」を引き戻していきましょう。

そして、これからの人生、どんなに年をとろうとも、キラキラと若々しく輝いていられる「いい流れ」をつくっていこうではありませんか。

久野 譜也（くの・しんや）

1962年岐阜県生まれ。筑波大学大学院人間総合科学研究科教授。スポーツ医学の分野において、サルコペニア肥満、中高年の筋力トレーニング、健康政策などを研究。2002年に「日本全国を元気にする」というミッションを掲げ、大学発ベンチャー「(株)つくばウエルネスリサーチ」を設立。"科学的根拠に基づく健康づくり"という基本概念のもとに、超高齢社会に伴う健康課題（生活習慣病、寝たきり者や医療費の抑制）に対して健康情報の発信のあり方やまちづくり、コミュニティーの再生などのアプローチも含めた解決策を提案する。著書にベストセラー『寝たきり老人になりたくないなら大腰筋を鍛えなさい ―― 10歳若がえる5つの運動』（飛鳥新社）など多数。

筋《きん》トレをする人《ひと》が10年後《ねんご》、20年後《ねんご》になっても老《ふ》けない46の理由《りゆう》

第1刷　2015年5月20日
第5刷　2024年1月30日

著　　者　久野譜也《くのしんや》
発 行 人　小島明日奈
発 行 所　毎日新聞出版
〒102-0074
東京都千代田区九段南1-6-17 千代田会館5階
営業本部 03-6265-6941
図書編集部 03-6265-6745

装　　丁　木村美穂（きむら工房）
イラスト　村田善子
校　　正　有賀喜久子
編集協力　高橋 明

印刷・製本　三松堂株式会社

ISBN978-4-620-32308-4